활성산소를 제거하는 수소

수소의 가능성

수소의 기초부터 의학적 검증까지

이학박사   **오이카와 타네아키**
의사 · 의학박사   **나이토오 마레오**

옮긴이   양 은 모

한국식용수소연구소

【건강혁명 I】

활성산소를 제거하는 수소

수소의 가능성

▶수소의 기초부터 의학적 검증까지

머리말

21세기는 『수소』의 시대라고 합니다.

20세기는 석탄과 석유의 시대였습니다. 확실히 석유화학은 많은 사람들의 생활을 매우 편리하게 해주었습니다. 하지만 한편으로 환경오염을 일으키고, 석유화학 물질에 의한 인체의 오염이라는 문제도 초래하였습니다. 암, 아토피, 천식, 알레르기….

여러분 중에서 "자기 자신이나 가족, 친구들 중 아픈 사람이 한 사람도 없다"라고 하실 분이 과연 몇 분이나 있을까요?

의료기술의 급격한 진보에도 불구하고 최근 20~30년 사이에 어른, 아이 할 것 없이 병을 가진 사람들이 아주 많이 늘어났습니다.

이제는 일본 전체가 온통 병 투성이 상태가 되어버린 것 같습니다. 일본의 의료비 총액은 30조 엔(약 400조 원)을 넘어 국가 재정을 위협하고 있습니다.

의료비 지원을 위한 세금을 늘리는 조치가 불가피한 오늘날, 모두가 건강한 몸으로 일을 하여 의료비가 늘어나는 것을 막는 것이야 말로 일본의 미래를 향한 매우 중요한 일이 아닐까요?

수소는 자동차를 비롯한 여러 방면에서 주목 받고 있습니다. 탄화수소(탄소와 수소로 구성됨)인 석유 에너지와 달리, 수소는 태우더라도 유해한 대사물(代謝物)이 발생하지 않는 크린 에너지(Clean Energy)입니다. 깨끗한 에너지원인 수소는 자동차나 로켓 뿐만 아니라 인체에도 매우 중요한 크린 에너지원입니다.

그 뿐만 아니라 수소는 우리 몸도 깨끗하게 한다는 것이 앞으로 말씀드릴 이 책의 주요 내용입니다.

얼마 전『수소가 활성산소를 강력히 제거, 동물실험에서 뇌경색에 의한 손상을 절반으로 줄였다.』고 하는 일본의과대학 실험 그룹의 획기적인 사건이 NHK 뉴스와 각종 신문에 보도되었습니다.

21세기~ 건강의 키워드는 바로『수소』인 것입니다.

【이 책의 집필에 대해】

　이번에 저자 중 한 사람(오이카와 타네아키, (주)창조적생물공학연구소)이 수소보존체를 발명하였습니다. 일찍이 에디슨은 램프를 사용하던 시대에 전구를 발명하였습니다. 지금은 형광등 대신에 발광 다이오드가 만들어지고 있습니다. 수소보존체는 이와 같이 지금까지 건강에 좋은 『것』들과는 차원이 다른, 전혀 다른 차원의 새로운 발견이자 발명입니다. 신체능력의 저하·노화·질병 등 여러분들의 건강에 대한 고민은 여러 가지라고 생각되지만, 그 대부분에서 실제로 수소가 도움이 될 가능성이 많습니다.

　『수소』의 내용은 그렇게 어려운 것은 아니지만, 제대로 이해하기 위해서는 생화학적 지식이나 의학적인 지식이 필요한 것도 사실입니다. '수소에 대해 더 많이 알고 싶지만 잘 모르겠다 설명하기 어렵다' 라고 하시는 분도 있습니다.

　이 책은 될 수 있는 대로 이해하기 쉬운 평이한 말과 그림으로 많은 분들에게 수소의 역할을 이해할 수 있도록 개발자인 오이카와 타네아키와 함께 집필하였습니다. 이 책의 내용이나 체험담이 여러분들에게 많은 도움이 되었으면 합니다.

나이토오 마레오

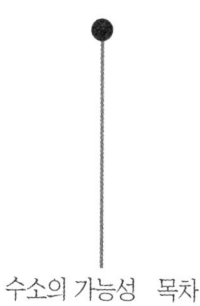

수소의 가능성 목차

머리말 *2*

이 책의 집필에 대해 *4*

제1부 수소는 소량으로도 큰 효과 있는 항산화물질

▶ 오이카와 타네아키, 나이토오 마레오

제 1 장 건강을 위협하는 것들의 정체

1. 건강이란?

- ⊙ 진정한 건강이란? *18*
- ⊙ 진정한 충전이란 =『전자를 보충시키는 것』 *22*
- ⊙ 60조 개의 세포 속 *24*
- ⊙ 미토콘드리아 *25*
- ⊙ 세포라는 측면에서 본 건강이란? *27*
- ⊙ 2020년에 수소자동차 500만대! *30*

- 마이너스수소이온에 의한 ATP 생산 메커니즘　*32*
- 에너지 생산 측면에서 본 식사와 호흡의 목적　*34*
- 왜 나이가 들어감에 따라 피곤해 지는가? ~노화의 실체란~　*36*
- 피로·노화·질병은 활성산소와 그에 따른 대사장해가 원인　*38*
- 피로·노화·질병이란?　*41*

2. 활성산소

- 활성산소란?　*48*
- 산소 없이는 살 수 없다. 하지만 산소가 있어서……
  이렇게 된다　*50*
- 활성산소가 관여하는 대표적 질환　*51*
- 산소의 폐해　*54*
- 산소원자와 산소분자　*55*
- 활성산소의 종류　*57*
- 활성산소는 어떻게 처리되는가?
  ~ 체내의 활성산소 방어시스템 ~　*58*

⊙ 항산화물질　*61*

제 2 장　수소와 건강

3. 수소의 탄생

⊙ 우주의 90% 이상 원소　*66*

⊙ 마이너스수소이온의 증명(오이카와 원도)　*68*

⊙ 수소함유 소성 산호칼슘의 탄생(오이카와 원도)　*70*

⊙ 수소의 특징　*73*

⊙ 물(환원수, 수소수)와의 비교 ~모든 수소의 특수성에 의한~　*74*

⊙ 물(환원수, 수소수)와의 비교 ①　*76*

⊙ 물(환원수, 수소수)와의 비교 ②　*78*

⊙ 물(환원수, 수소수)와의 비교 ③　*80*

⊙ 마이너스수소이온의 "작용" 증명(오이카와 원도)　*80*

⊙ 다른 항산화물질과의 비교　*82*

- 수소는 "가장 작은" 항산화물질 *83*
- 차세대 에너지로서 주목 받고 있는 수소 *86*

4. 실험적 확인

- 산화환원전위 실험 *87*
- 잘 알려진 수소의 효과 *93*

제2부 수소섭취 효과

▶ 나이토오 마레오

제3장 수소섭취 효과의 검증

5. 수소만 있으면 다른 건강식품은 필요없다?

- 수소의 획기적인 작용 *100*
- 수소와 다른 영양소와의 상승효과 *101*

⊙ 수소는 다른 항산화물질을 돕는다 *104*

6. 의학적 데이터

⊙ 수소보존체는 어디까지나 건강을 보조하는 것 *106*

Ⅰ. C형 간경변에 대한 사용경험 *109*

사례 1 : C형 간경변과 신장장해의 사례 *109*

사례 2 : 비대상기의 C형 간경변의 사례 *115*

Ⅱ. 근에너지 부족에 대한 사용경험 *118*

사례 1 : 중증심부전・협심증의 혈액투석환자의 사례 *121*

사례 2 : 근디스트로피(근위축증) 관련질환 사례(소개) *124*

Ⅲ. 비만에 대한 사용경험 *125*

사례 : 불임치료 후 호르몬 밸런스 이상에 의한 극도의 비만 에 *126*

Ⅳ. 천식・아토피에 대한 사용경험 *131*

사례 1 : 오랜 기간 계속되어온 기관지 천식 사례 *131*

사례 2 : 선천성 표피 수포증(+아토피성 피부염)의 사례 *134*

Ⅴ. 종양·암에 대한 사용경험   *139*

　사례 : 난소암이 의심된 사례   *140*

　되돌아 보고 말할 수 있는 것   *143*

제 4 장 수소에 대한 기대와 미래

7. 수소가 가져올 21세기 건강과 유통혁명

- 복합 첨가물 오염   *148*
- 빵의 산화부패   *150*
- 수소는 무엇을 목표로 하는가?   *152*

8. 수소에 관한 질문

- 마이너스수소이온의 반감기는?
  ~ 작용하기 전에 없어져 버리는 것은 아닌가? ~   *155*
- 알칼리는 위험하지 않은가?   *157*

⊙ 인체방어시스템에 영향? *159*
⊙ 백혈구의 인체방어시스템 *161*

맺음말 - 이 책을 읽으신 여러분께 *163*

옮긴이의 글 *166*

참고문헌 등 *168*

저자 프로필 *169*

옮긴이 프로필 *170*

추천사 *171*

컬러사진 *173*
(31, 69, 84, 104, 112, 129, 135, 137페이지)

제1부
수소는 소량으로도 큰 효과 있는 항산화물질

▶오이카와 타네아키, 나이토오 마레오

제 1 장
건강을 위협하는 것들의 정체

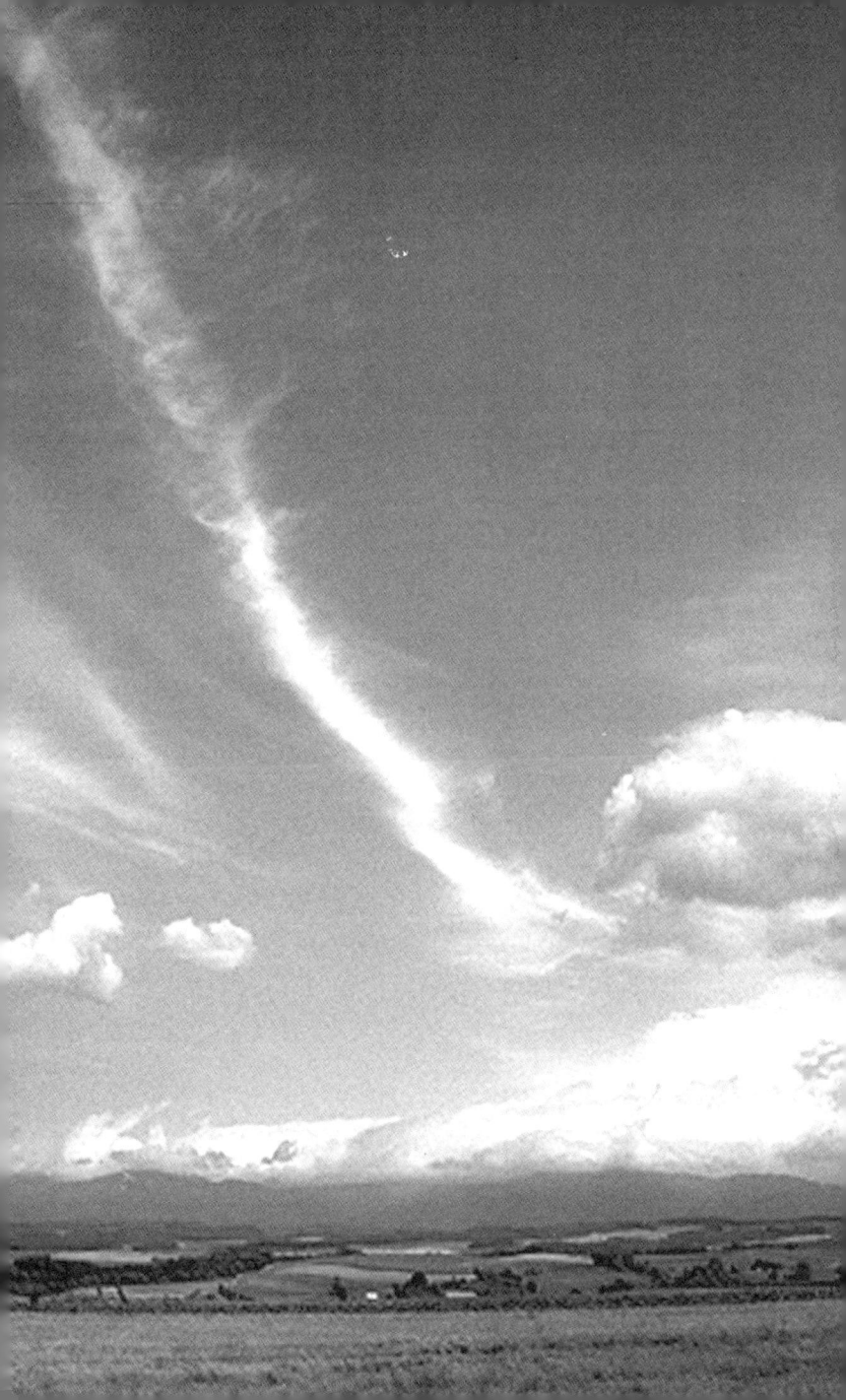

1. 건강이란?

◉ 진정한 건강이란?

인간의 신체는 아주 많은 세포들로 이루어져 있다.
10억 개? 100억 개? 1,000억 개?
아니다. 물론 한 개씩 세어본 사람은 없겠지만, 계산상 60조(兆) 개 정도의 세포로 이루어져 있다. 하나 하나의 세포가 건강하다면 당연히 이 60조 개의 세포가 모여있는 우리 몸도 건강할 것이다.

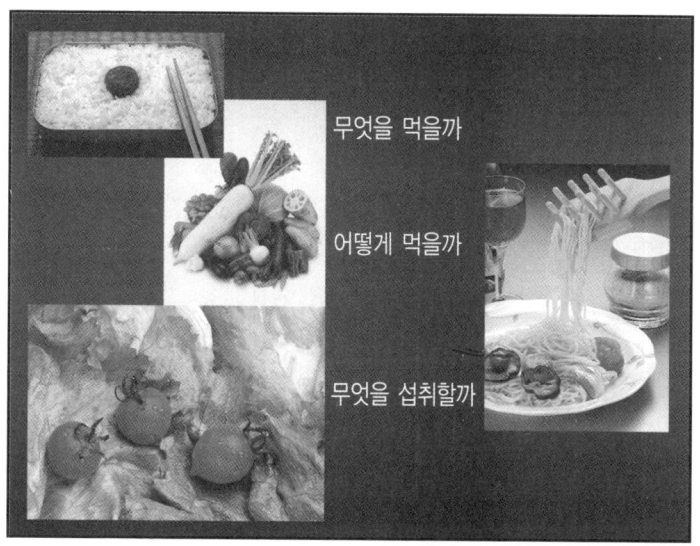

여러분은 건강을 위해 무엇에 신경 쓰는가?

야채를 많이 먹고 물을 많이 마시고 탄수화물을 피하고 단것을 먹지 않는 등 『무엇을 먹을까?(혹은 먹으면 안 되는가)』에 관심을 가진 사람.

아침은 많이 먹고 저녁에는 식사량을 줄이고 자기 전에는 먹지 않는 등 『어떻게 먹을까?』에 관심을 가진 사람.

자기에게 맞는 건강보조식품을 섭취하거나 허브 티 등 『무엇을 섭취할까?』에 관심을 가진 사람.

여러분 각자가 나름대로 좋다고 생각하는 방법을 실천하고 있을 것이다.

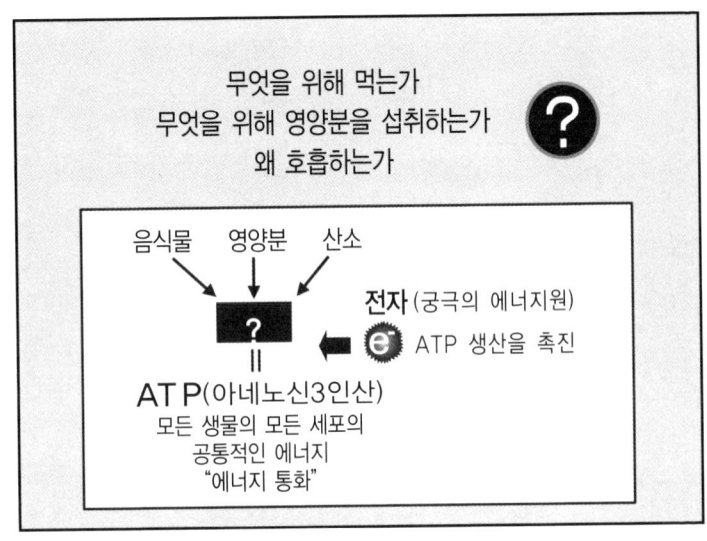

 혹은 '내게는 그런 것들이 필요치 않아' 라면서 건강에 자신하는 사람도 있을 것이다.

 하지만 어떤 사람이라도 식사를 하여 영양분을 흡수하고 호흡으로 산소를 들이마시고 있음에는 틀림없다. 그렇다면 "우리들은 무엇을 위해 식사로 영양을 보충하고, 왜 호흡하고 있을까?" 내가 강연회에서 하는 질문 중 한가지…

 "그거 당연한 거 아닙니까? 살기 위해서지요."라고 말하는 사람이 대부분일 것이다.

 "배고프니까.", "숨을 멈추어서는 안되니까."

 분명 그렇다. 그렇지만 식사로 영양을 섭취하는데도, 호흡을 통하여 산소를 들이마시는데도 궁극적인 목적이 있다는 것을 알고 있는지?

우리들 몸 속 60조 개의 세포는 물론, 모든 생물들의 세포 에너지는 아데노신3인산(ATP ; Adenosine triphosphate)이라고 하는 물질이다. 생화학 책을 보면 ATP는 세포의 "에너지 통화(通貨)"라고 쓰여있다. 유럽 공동체인 EU의 공통통화가 유로화(EURO)인 것과 같다. 에너지 통화라는 말을 들어본 적이 있는지? 들은 적이 있든지 없든지, 여러분의 세포는 24시간 끊임없이 이 에너지 통화 – ATP를 만들어 내고 있다.

식사와 호흡의 목적은 이 ATP를 만드는 것이다. 사고현장 등에서 산소결핍으로 생명을 잃는 사고는 결국 산소가 없어 ATP를 만들지 못해 세포가 죽게되어 생명을 잃게 되는 것이다. 산소도 이 ATP를 만들기 위해 사용될 뿐이다.

세포 속에서 이 ATP의 생산을 촉진하는 것이 『전자 "e^-"(일렉트론 ; electron)』이다. 오늘날 마이너스이온 붐으로 헤어드라이어, 다리미에서 진공 청소기에 이르기까지 많은 제품에서 마이너스이온을 방출하고 있다고 선전하고 있다. "마이너스이온"이라는 말은 좀 부정확한 것 같다. 정확한 것은 전자 "e^-"이다. 어쩌다 전자 "e^-"가 몸에 좋다는 것은 알았지만, 왜 좋은가에 대해서 자신 있게 말할 수 있는 사람은 그리

많지 않은 것 같다. 전자 "e^-"는 세포 내에서 에너지가 되는 ATP를 생산하는, 궁극적인 "에너지 원"인 것이다.

요즘 핸드폰을 사용하지 않는 성인은 거의 없다. 어린아이들도 가지고 있다. 여러분은 핸드폰 배터리가 다 닳으면 어떻게 하는가?『충전』을 할 것이다. 그러면 여러분 몸의 에너지가 다 소진되어서 피곤해지면 어떻게 하는가? 몸의 배터리가 다 닳았을 때도 역시『충전』이 필요하다. 여러분은 어떤 방법으로 충전을 하는가?

'노래방에서' 스트레스를 발산하는 사람, '운동을 한다든지 운동경기를 관람하며' 재충전하는 사람, '편안히 뜨거운 물에 몸을 담그는' 사람도 있을 것이다. 그리고 가장 많은 사람들이 하는 방법은『잔다, 잠을 잔다』이다. 물론 이러한 방법도 충전하는 것 임에는 틀림없지만 진정한 충전과는 의미가 약간 다르다.

◉ 진정한 충전이란 =『전자를 보충시키는 것』

『진정한 충전』이란, 글자 그대로 전자 "e^-"를 보충시키는 것이다.

예를 들어 배터리가 다 닳으면 전기 코드에 연결되어 있는 충전기를 핸드폰에 연결시킨다. 그렇게 하면 전기가 흘러 전자 "e^-"가 핸드폰 배터리에 쌓이게 된다.(전기란 "e^-"의 흐름이다) 배터리에 전자 "e⁻"가 가득 찬 상태가 바로 충전완료 상태이다. "e⁻"가 에너지 원인 것이다.

인간의 세포도 이와 마찬가지다. 60조 개나 되는 세포 한 개 한 개에 "e⁻"를 보충하는 것, 이것이 인간에 있어서도 『충전』인 것이다.

그러기 위해 무엇을 마신다든지 먹는다든지 잔다든지 하는 것이다. 그렇게 하면 세포에서 "e⁻"가 만들어져 에너지 ATP를 생산하게 되고, 체력이 회복되는 것이다.

덧붙여 말하자면 배터리도 세포도 영어로는 'CELL'이라고 한다. 공통된 의미가 있기 때문에 영어로 같은 글자를 쓰고 있다고 할 수 있다.

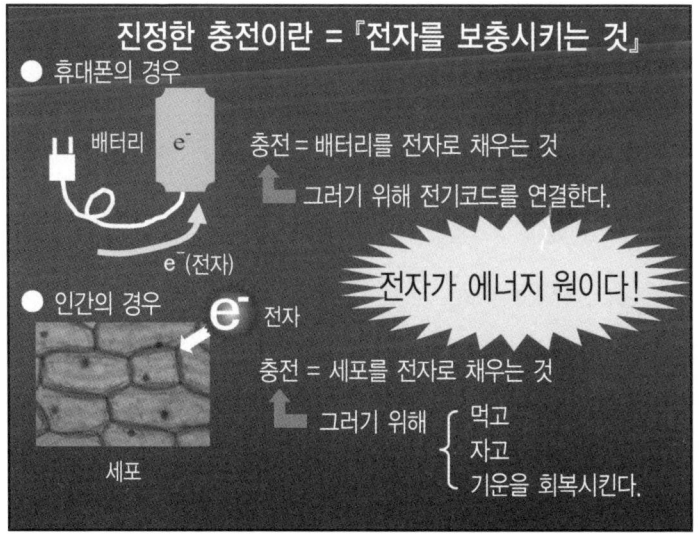

◉ 60조(兆) 개의 세포 속

60조(兆) 개나 되는 세포 속을 한번 들여다 보자.

세포 속에는 "핵"이 있다. 세포 핵에는 인간의 유전자인 DNA(Deoxyribonucleic acid ; 디옥시리보핵산)가 이중나선구조로 자리잡고 있다.

DNA는 유전정보를 부모로부터 자식, 자식으로부터 손자에게로 전하는 중요한 역할을 한다. 또한 DNA는 RNA(Ribonucleic acid ; 리보핵산)라고 하는 물질을 통해 단백질 합성에도 관여한다.

따라서 핵(유전자)이 『활성산소』 등에 의해 상처를 입게 되

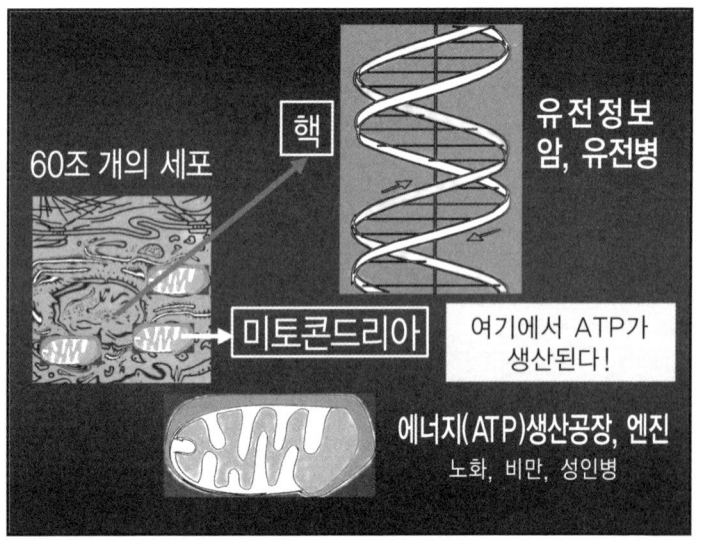

면 『유전병』이나 세포증식을 제어할 수 없는 『암』이 된다.

한편 세포 속에는 『미토콘드리아』라고 불리는 작은 기관이 많이 있다. 하나의 세포에 50~100개 정도의 미토콘트리아가 있다고 알려지고 있다.

여기에서 세포에너지인 ATP가 만들어진다.

핵을 인간의 "브레인(두뇌)"이라고 한다면, 미토콘드리아는 "심장", 자동차에 비유한다면 "엔진"에 해당한다.

이 ATP 생산공장인 미토콘드리아가 상처를 입게 되면 에너지 생산기능이 떨어져 쉽게 피곤해진다든지 노화하게 된다. 혹은 대사기능이 떨어져 여분의 지방들이 복부 등에 달라붙게 되어 비만이 되기도 하고, 혈관에 지방이 달라붙게 되면 동맥경화가 되기도 한다. 나아가서는 뇌경색, 심근경색이라는 생활습관병이 되는 것이다.

● 미토콘드리아

미토콘드리아에서는 무엇이 일어나고 있는지 그 안을 들여다 보자.

오늘 여러분은 점심식사 때 혹은 저녁식사 때 무엇을 먹었는가? 밥, 우동, 파스타… 이런 것들은 탄수화물이고 고기나 생선은 단백질이다. 더욱이 중성지방(기름)이 여기에 더해진다.

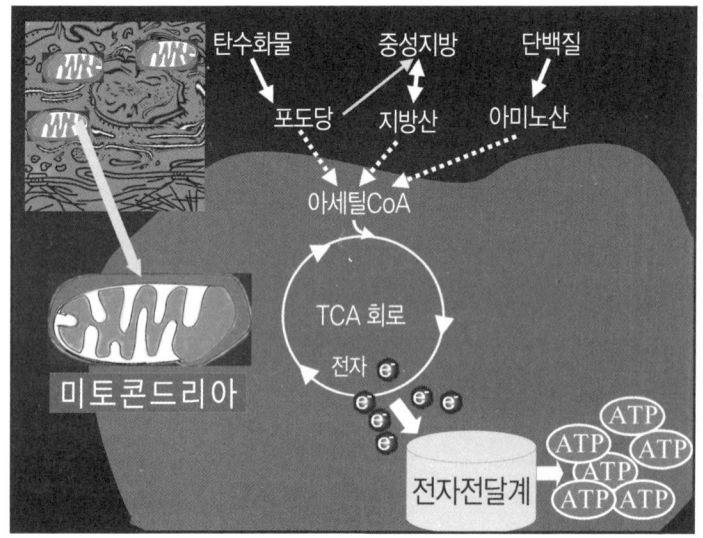

    이런 음식들은 위장에서 소화되어 각각 포도당이나 지방산, 아미노산이라는 작은 단위로 분해되어 흡수된다. 그리고 혈관을 통해 운반되어 세포에 들어가 에너지 생산의 원재료로서 미토콘드리아에 흡수되는 것이다.

    흡수된 영양소는 아세틸CoA라고 하는 공통의 물질로 변환된 후 효소 덩어리인 TCA 회로(또는 TCA 사이클, 구연산 회로, 구연산 사이클이라고도 함) 속에서 분해되어 전자 "e^-"가 생산된다. 이 "e^-"가 전자전달계 속으로 전해져 최종적으로 에너지인 ATP가 생산되는 것이다.

    덧붙여 TCA 회로(사이클)가 1회전하면 12개의 ATP가 생성된다. 즉 음식을 먹는 것은 실제로 배가 고파서이기 때문일지도 모르지만, 전자 "e⁻"를 만들어 ATP를 생산하기 위한 것이다.

◉ 세포라는 측면에서 본 건강이란?

에너지 생산 즉 『세포라는 측면에서 본 건강이란?』 어떤 상태인지 한번 생각해 보자.

『전자 "e⁻"가 풍부하게 공급되어 에너지인 ATP가 많이 만들어져서 활력이 넘치는 상태』라고 말할 수 있다.

물론 『건강』의 정의에는 정신적 측면의 건강도 포함되어

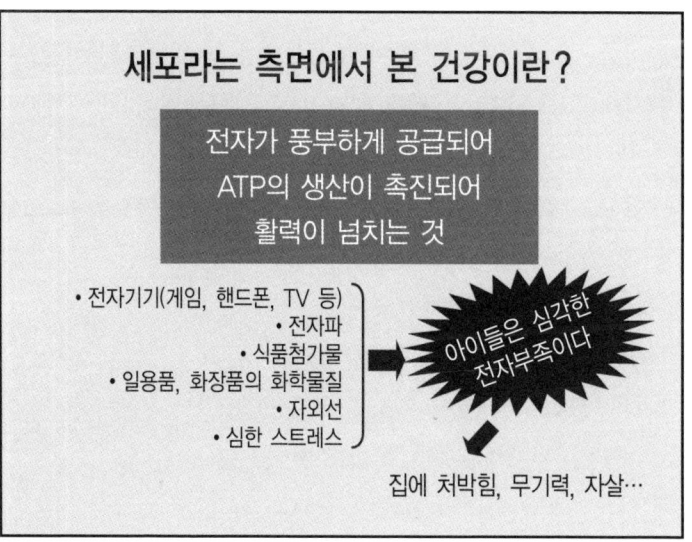

있어, 육체가 활력이 넘친다면 정신적으로 어려운 일도 잘 헤쳐나갈 수 있고, 정신적으로도 건강해 질 수 있을 것이다.

한편, 현재 청소년들이 처해있는 환경이 극단적으로 전자 "e^-"가 부족한 상태라고 한다. 컴퓨터, 게임기, 휴대폰 등 전자기기, 대형 TV, 식사나 일용품에 포함되어 있는 여러가지 첨가물, 환경 호르몬 그리고 각종 스트레스 이런 것들에 의해 청소년들의 몸에 대량의 활성산소가 발생하여 전자 "e^-"를 빼앗기고 있기 때문이다.

그 결과 ATP가 부족하게 되어 에너지 부족으로 칩거 (집안에만 틀어박혀 있는 것)나 니트(NEET ; Not in Employment, Education or Training, 취업 의욕이 없이 주로 아르바이트로 연명하는 집단)가 되어 버린다든지, 손쉽게 자살을 선택하는 등 활력 부족상태가 되어… 이것이 바로 이 시대의 청소년들이 직면하고 있는 상태인 것이다.

서두에도 썼지만 자동차 연료로 사용되는 휘발유나 경유는 "탄화수소"로서 탄소와 수소로 구성되어 있다. 이것을 고온에서 한 순간에 산화(폭발)시켜(산소로 태워) 강력한 에너지를 만들어낸다.

에너지의 근원은 무엇일까? 탄화수소 중 『수소』부분이다. 탄소는 산소와 반응하여 이산화탄소(CO_2)로 배출되어 버린다. 한편 이것은 지구온난화의 주범이기도 하다.

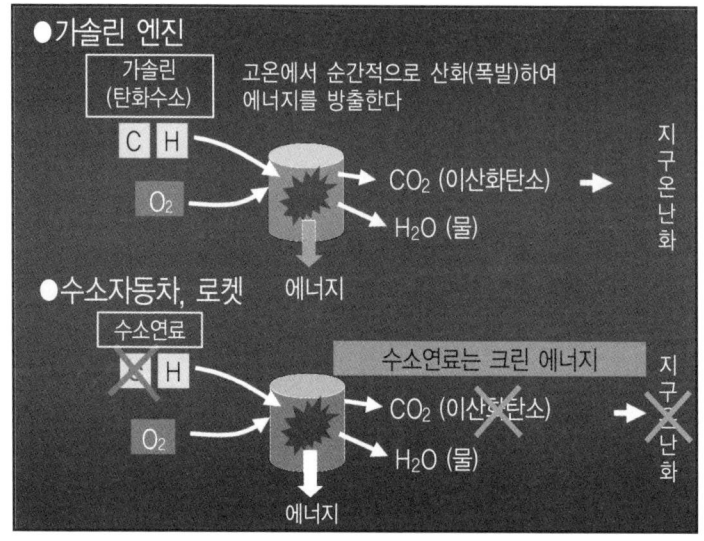

한편 수소는 산소와 반응하여 물(H_2O)로 배출된다. 물은 아무런 해가 없다. 로켓엔진은 지구의 중력에 거슬러 탈출해야 하기 때문에 엄청난 에너지 출력이 요구된다. 이 연료도 역시 수소다.

또한 오늘날 크린 에너지(무공해 에너지)로 주목받고 있는 것이 수소자동차다. 수소자동차는 왜 깨끗하면서 고출력이 가능할까?

석유연료(탄화수소)와 달리 연료에 탄소(C)가 포함되어 있지 않기 때문에 일산화탄소나 이산화탄소의 배출 없이도 수소를 에너지로 사용할 수 있기 때문이다.

● 2020년에 수소자동차 500만대!

일본 정부는 최근의 원유부족 상황 등을 고려하여 2020년에는 500만대의 수소자동차를 보급하겠다고 발표했다. 이 수소는 어디에서 공급될까?

놀랍게도 제철소로부터 공급될 지도 모른다. 제철소에서는 철광석으로부터 철을 추출하여 정제하지만, 이때 필요한 것이 석탄을 증기로 태운 코크스이다. 코크스를 만들 때 나오는 코크스로(爐) 가스의 절반 이상이 수소다. 가까운 미래에 『제철소=수소공장』이 될 수도 있다.

최근 제철소 사업이 성장하고 있는데 그 배경에는 단순히 중국에서의 철강수요가 증가한 것 이상의 것이 있는지도 모른다. 바야흐로 『21세기의 유전』으로서 제강산업이 주목을 받고 있는 것이다.

이야기가 빗나갔지만 인간과 비교하면 기계는 간단하다. 몇 백 몇 천 ℃까지 온도를 올려 일순간에 반응을 일으킬 수 있기 때문이다.

하지만 우리들의 엔진 – 미토콘드리아는 몇 ℃까지 온도를 올릴 수 있을까?

체온이 40℃ 정도 되면 사람은 쓰러져 버릴 것이다. 따라서 인체에서는 훨씬 낮은 온도(생체적성 영역 내)에서 천천히 연소반응을 일으키고 있는 것이다.

미토콘드리아 안에서 일어나고 있는 일을 조금 더 상세하게 살펴보자.

소화되고 분해되어 흡수되는 영양소, 예를 들어 포도당은 $C_6H_{12}O_6$라는 구조이고, 지방산은 $CH_3CH_2 \cdots COOH$(…는 CH_2 또는 CH의 반복)이라는 구조인데, 모두 탄소(C), 수소(H), 산소(O)로 이루어져 있다. 아미노산도 이것에 질소(N)가 더해졌을 뿐이다.

TCA 회로(사이클)는 이러한 음식물의 영양소 가운데 수소(H), 산소(O_2)를 사용하여 효소반응(탈수소반응)으로 천천히 수소이온 "H⁻"를 만드는 과정이라고 말할 수 있다.

- 책 맨 뒤의 컬러사진 참조

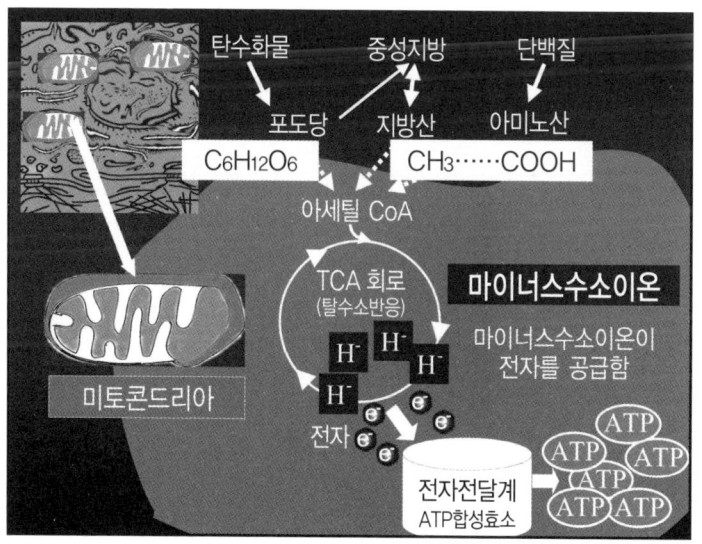

그리고 이 수소 "H^-"가 미토콘드리아 내막에 있는 전자전달계에 전자를 공급하여 ATP 합성효소를 가동시켜서 ATP를 생산하는 것이다. 이 때 불필요하게 된 탄소와 산소는 이산화탄소(CO_2)나 물(H_2O)로 배출된다.

즉 『음식에서 탈수소효소 작용으로 수소를 추출하여 마이너스수소이온을 만들고, 마이너스수소이온이 전자를 공급하여 세포 에너지 ATP를 생산하는 것이다』.

이것이 식사와 호흡의 목적이다.

◉ 마이너스수소이온에 의한 ATP 생산 메커니즘

"예? 마이너스수소이온 『H^-』?"

"뭔가 이상하지 않아요?"

"수소는 양이온 "H^+"밖에 없다."라는 것이 일반적인 우리들 상식이다.

"그건 화학적으로 이상해, 수소는 양이온 밖에 없어…"

상당히 박식한 사람도 이렇게 생각하고 있을 것이다. 저자들도 대학의 이공대나 의과대학에서 생화학 강의를 들었고 시험도 통과했지만, 『마이너스수소이온』이란 말은 전혀 들어본 적이 없었다.

잘 들어보지 못한 말이지만, 일본 의과대학에서 사용하는 생화학 교과서(하퍼 Harper 생화학서)에도 이 마이너스수소

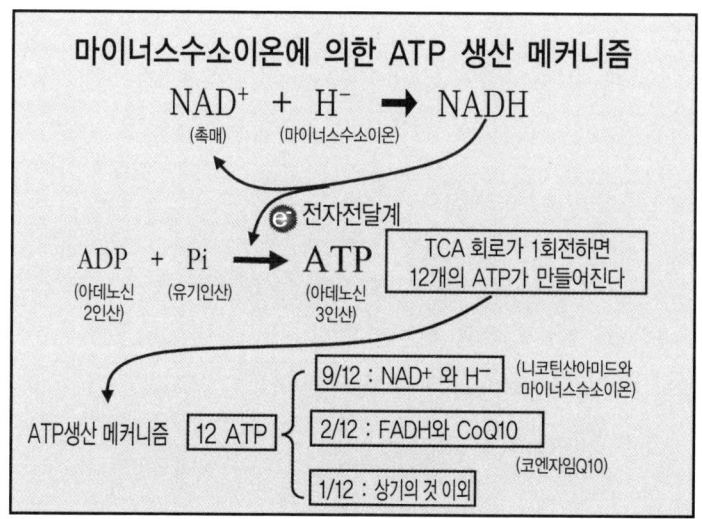

이온 『H⁻』(하이드리드 Hydride 이온이라고도 함)에 대해 기재되어 있다.

그리고 세포 내의 미토콘드리아에서 전자 "e⁻"를 공급하는 것이 실은 『마이너스수소이온 "H⁻"』이라는 것이 밝혀졌다. 이미 학계에서 널리 인정받은 것이다.

TCA 회로가 1회전하면 12개의 ATP가 생산된다고 했는데 이 중 9개는 NAD(니코틴 아미드 아데닌 디뉴클레오티드 ; Nicotinamide adenine dinucleotide, 보조 효소의 일종)라고 하는 생체내 촉매(보조 효소 ; 조효소)와 마이너스수소이온이 관계하고 있다. 미토콘드리아 내막에서 촉매인 NAD 양이온(플러스이온)에 마이너스수소이온 "H⁻"이 달라붙으면

건강을 위협하는 것들의 정체 33

NADH가 된다.

촉매이기 때문에 NADH가 원래대로 돌아올 때 전자가 생산되어 전자전달계로 전달되고, 최종적으로 아데노신 2인산(ADP)에 무기인산(Pi)이 결합하여 아데노신 3인산(ATP)이 된다. 남은 2개의 ATP는 FADH(플라빈 아데닌 디뉴클레오티드 ; Flavin adenine dinucleotide)와 코엔자임(Coenzyme ; 조효소) Q10이 전자를 전달해 생산되고, 나머지 1개는 이것들 이외의 메커니즘에 의해 ATP가 만들어진다.

덧붙여 NADH는 TCA 회로에 들어가기 전 단계에서도 생산되며, 생산된 만큼 더하면 NAD의 양이온과 마이너스수소이온에 의한 ATP 생산 비율은 더욱 더 높아진다. 포도당 1분자는 TCA 회로를 2회전시키기 때문에 총 36~38개의 ATP를 생산한다. 이 가운데 30~32개의 ATP는 NAD의 양이온과 마이너스수소이온에 의존하고 있다.

더 자세한 것을 알고자 하는 사람은 일본어판 『하퍼 Harper 생화학서 제18장 구연산 회로』를 읽어보기 바란다.

◉ 에너지 생산 측면에서 본 식사와 호흡의 목적

『산소(O_2)를 사용, 효소반응으로 서서히 연소시키면서 음식으로부터 수소를 추출, 마이너스수소이온 "H^-"를 만들고, 전자 "e^-"를 공급하여 세포 에너지 ATP를 생산하는 것』

주의: 이것은 음식물의 분해에 의한 에너지 생성과정에서 본 식사의 의미이다. 식사에는 이외에도 신체 구성요소의 합성, 예를 들어 뼈를 만든다든지, 근육을 만들기 위한 재료를 공급한다고 하는 커다란 역할도 있다.

좀 더 정확히 말하면 에너지 ATP 생산 메커니즘이란 『음식물(호흡기질(呼吸基質))로부터 TCA 회로의 탈수소효소의 작용에 의해 수소(2H)를 추출한다. 수소(2H)에서 "H$^-$"와 "H$^+$"를 만들고, 이 중 "H$^-$"와 NAD$^+$가 NADH를 만들고, 미토콘드리아 내막에 존재하는 전자전달계에 전자 "e$^-$"를 공급하여 ATP 합성효소를 가동시켜 ADP와 무기인산(Pi)에서 세포에너지원인 ATP를 생산하는 것』이라 할 수 있다.

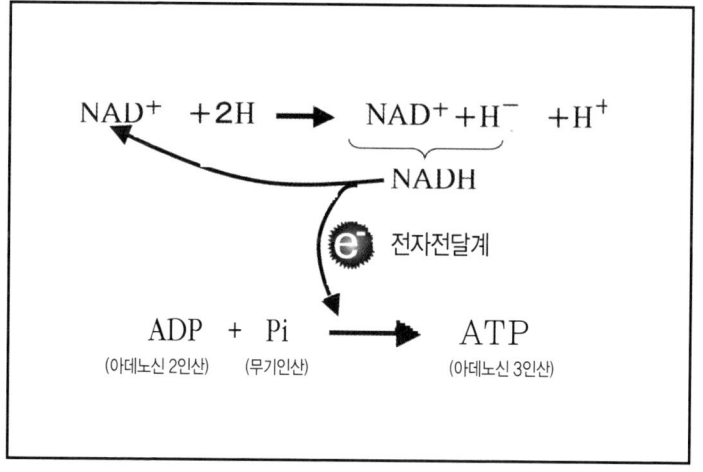

◉ 왜 나이가 들어감에 따라 피곤해지는가?
~ 노화의 실체란 ~

ATP는 매일 어느 정도 만들어질까?

일설에 의하면 매일 자기 체중과 똑 같은 정도의 ATP가 만들어진다고 한다. 체중이 50kg이라면 50kg, 60kg이라면 60kg의 ATP가 끊임없이 만들어지는 것이다.

이런 이야기를 했더니, 어떤 여성분께서 이런 말씀을 하셨다.

"저는 체중이 50kg인데 매일 ATP가 50kg씩이나 만들어진다면 내일은 100kg, 모레는 150kg이 되어버리는 것은 아닌가요?"

웃어버리고 말았다. 그렇게 계속 쌓여간다는 의미가 아니다. 24시간 끊임없이 만들어지고 그와 동시에 그만큼 소비되어 버리는 것이다. 이렇게 대량의 ATP를 만들어 사용하며 우리들은 살아가고 있는 것이다.

어떻게 이렇게 많은 ATP를 만드는 것이 가능할까?

60조 개나 되는 세포에 있는 수천 조개의 미토콘드리아가 움직이고 있기 때문이다.

지금 이 책을 읽고 계시는 여러분이 몇 살인지는 모르지만

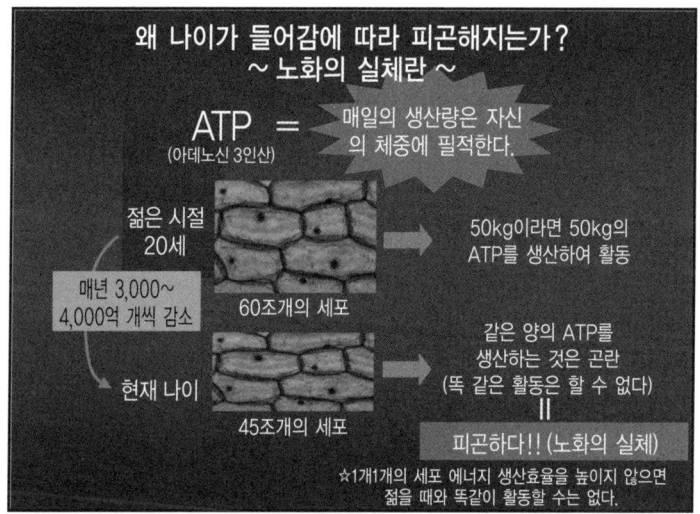

20세 이상인 사람이 대부분이라고 생각한다. 어떤가? 자기 자신이 20세였을 때와 비교해 보면 쉽게 피곤해지지는 않는가?

왜 나이가 들어감에 따라 피곤해지고 노화되는 것일까? 사회경험이나 정신적인 수준은 향상되어 가고 있는데 말이다.

인간이 활동하는 데는 그만큼의 에너지 즉 ATP가 필요하다. 젊을 때 몸무게가 50kg이라면 50kg의 ATP를 60조 개의 세포에서 만들어 활동해 왔다. 하지만 세포의 수는 20대를 정점으로 하여 놀랍게도 1일 10억 개, 연간 약 3,000~4,000억 개씩 감소한다고 한다. 그렇다면 40대에는 53조 개 전후, 60세를 넘으면 45조 개 전후로 세포가 감소하게 된다. 이렇게 감소한 세포로 같은 분량의 ATP를 만들어 내는 것은 불가능하다. 머리로는 될 것 같지만 실제로 에너지가 부족하기 때문에 몸이 따라가지 못하게 된다. 그래서 "피곤하다"고 느끼게 되는 것이다.

즉, "노화의 실체"란 『신체의 세포수 감소에 따른 ATP 생산의 부족』인 것이다. 나이가 들어감에 따라 줄어버린 세포를 원래대로 돌려 놓을 수는 없다. 만약 젊은 시절과 똑같이 활동하고 싶다면 세포 한 개 한 개의 ATP 생산성을 올릴 수 밖에 없다. 지금까지 이것은 불가능한 일이었다. NAD 효소와 긴밀히 결합하여 ATP를 생산할 수 있는 것은 마이너스수소이온 뿐이기 때문이다. 만약 외부로부터 세포 내로 마이너스수소이온을 충분히 보충할 수 있다면 가능해질 것이다.

● 피로 · 노화 · 질병은 활성산소와 그에 따른 대사장해가 원인

활성산소의 피해도 나이가 들어 감에 따라 나타나기 시작한다. 활성산소에 대해서는 나중에 자세히 이야기하겠지만 몸에서 전자를 빼앗고 몸의 에너지 생산공장인 미토콘드리아를 녹슬게 하는, 독성이 강한 산소의 유도체이다.

나이가 들어감에 따라 활성산소를 불활성화(不活性化)할 수 없게 되고, 활성산소가 전자를 빼앗아 ATP 생산이 저하되게

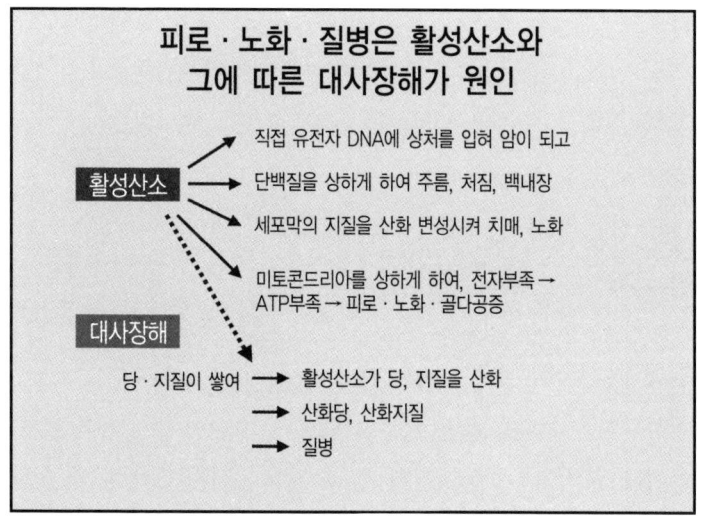

된다.

활성산소는 유전자를 상하게 하며(파손하여) 암을 유발하고, 단백질을 변형시켜 피부의 주름이나 처짐 현상을 불러일으키고, 눈 수정체 단백질을 상하게 하여 백내장을 일으킨다. 몸에 있는 세포의 세포막지질(脂質;지방분)을 산화시켜 과산화지질로 변하게 하여 그 기능을 저하시킨다.

특히 뇌신경세포는 DHA라고 하는 상처 입기 쉬운 지질로 되어 있어 변성되기도 쉽고 치매나 노화의 원인이 된다.

미토콘드리아가 상처를 입게 되면 전자 부족으로 인해 ATP 생산이 줄고, 피로·노화·골다공증 등을 일으킨다.

뼈가 약해지는 "골다공증"은 TV 프로그램 등에서도 자주 다루고 있는데, 일본인 특히 젊은 여성의 뼈가 약해져서 『나이는 20대인데 뼈 나이는 80세』인 사람들이 많아졌다.

말 그대로 국민병의 하나라고 할 수 있는데 이것도 전자부족으로 ATP 생산이 줄게 되어 골아세포(骨芽細胞, 조골세포)라고 하는 뼈를 생산하는 세포가 기력이 없어지는 것이 하나의 원인이라고 생각된다.

ATP 생산이 줄어 세포의 활력이 없어지면 대사활성기능이 저하된다. 그렇게 되면 원료인 당이나 지방이 축적되어 당뇨병이나 고지혈증, 동맥경화 등과 같은 생활습관병이 생겨난다.

그러나 단순히 당이나 지방 때문에 병이 생기는 것은 아니다.

남은 여분의 당이나 지방을 활성산소가 더욱더 산화시켜 산화당이나 산화지질로 변화시키게 된다. 당뇨병의 합병증은 산화당에 의한 상해(傷害)이고 동맥경화의 실체는 산화지질(산화LDL)에 의한 결과이다.

◉ 피로 · 노화 · 질병이란?

다양한 원인이 있고 대처 방법도 여러 가지라고 생각되는 피로 · 노화 · 질병의 실체는 활성산소와 그에 따른 대사장해라고 할 수 있다. 바꾸어 말하면 노화나 질병이란『엔진인 미토콘드리아가 활성산소 때문에 충분한 힘을 발휘할 수 없게 될 뿐 아니라, 그을음이 쌓여 배기관 등이 막혀버린 상태』라는 것이다.

이것은 아주 중요한 의미가 있다. 보는 관점을 좀 달리하면『활성산소가 세포로부터 전자를 빼앗아 미토콘드리아를 상처 입히는 것』에서 피로 · 노화 · 질병 등이 발생하고 있기

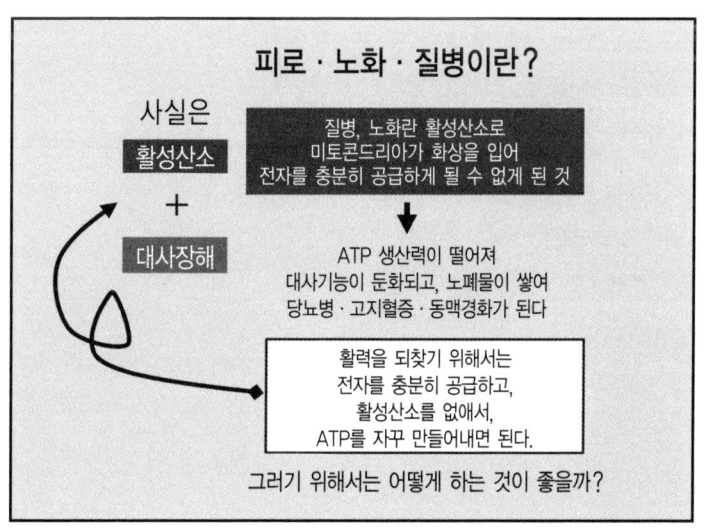

건강을 위협하는 것들의 정체

때문에, 이것을 해결하기 위해서는 그 반대로 해야 된다.

즉 원기 넘치게 하기 위해서는 『전자를 풍부하게 공급하여 활성산소를 제거하고, ATP를 계속해서 생산하여 대사기능을 원래대로 돌려놓으면 되는 것』이다.

그러기 위해서는 어떻게 하는 것이 좋을까?

여러분도 모르는 사이에 실천해 왔던 각종 건강법과 영양 보충방법도 실은 전자를 공급하는 것과 관련있을 지도 모른다. 예를 들어 "코엔자임 Q10"이라는 것을 들어본 적이 있는가? 건강보조식품으로 섭취하고 있는 사람도 있을 것이고, 코엔자임 Q10이 들어간 화장품도 인기를 끌고 있다. 일본에서는 수년 전 TV 등에서 특집 방영된 후 코엔자임 Q10은 커다란 붐을 일으켰다. 지금도 건강식품업계에서 최고의 인기를 누리고 있는 제품으로 일본에서는 최근 2년간 1조 엔 이상의 시장을 구축했다고 들었다.

잠깐! 그러면 코엔자임 Q10은 어디에 좋은 것일까? 내가 강연회 등에서 이런 질문을 하면 대답하는 사람이 거의 없다.

"몸에 좋다고 들었다. 젊음을 되찾고 심장에 좋다."고 대답하는 사람도 있다.

"왜 몸에 좋나요?"

"……"

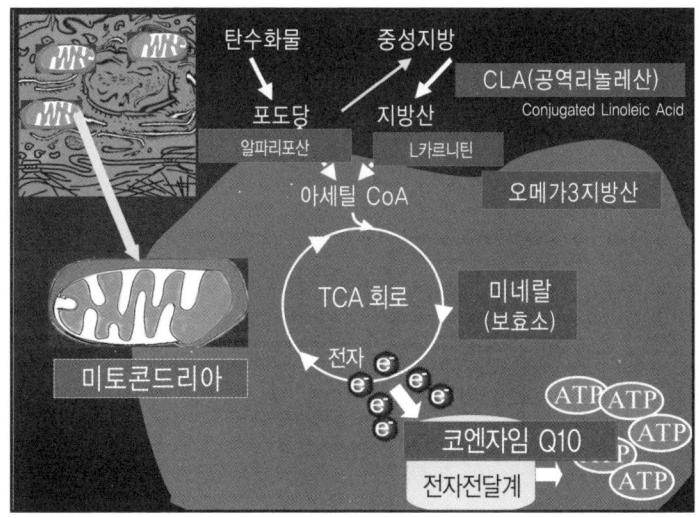

 코엔자임 Q10은 미토콘드리아에서 전자의 흐름을 좋게 하고 ATP를 생산하는데 관여한다. 조금 전 미토콘드리아에서 TCA 회로가 1회전 하면 12개의 ATP가 생산되고, 그 가운데 마이너스수소이온은 11개에 관계 있고, 그 중 9개가 NAD의 양이온 반응으로 만들어 진다고 했다. 남은 2개의 ATP에 코엔자임 Q10이 관련되어 있다. 또한 코엔자임 Q10은 전자를 발생시켜 활성산소를 없애는 항산화력을 가지고 있다. 그렇기 때문에 젊음을 되찾게 되고 활기 왕성하게 되는 것이다. 사실 코엔자임 Q10의 성분은 의약품으로서 심부전(心不全) 치료에도 사용되고 있다.

 코엔자임 Q10외에 뭔가 다른 건강식품을 애용하고 있는

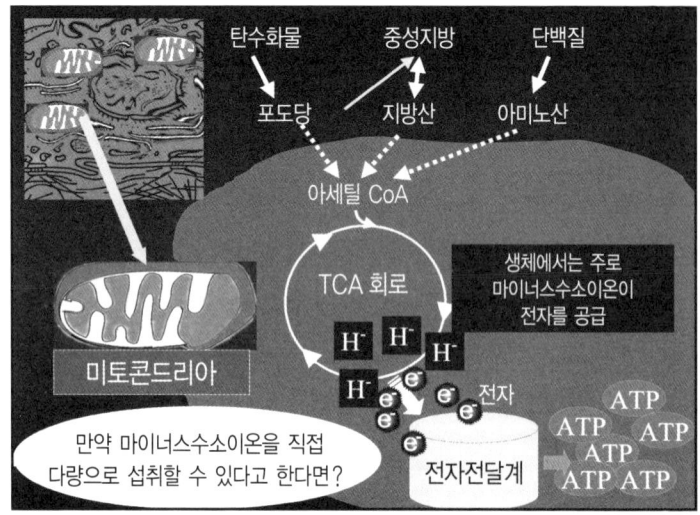

사람이 있을 것이다.

예를 들어 『미네랄 특히 미량원소』가 필요하다고도 말한다. 이것은 TCA 회로의 효소를 움직이게 하는데 도움이 된다(보(補)효소라고 불린다).

또한 징기스칸 요리는 "먹어도 살이 찌지 않는다. 살이 빠진다."고 해서 일본 여성들 사이에서 큰 인기를 얻고 있다. 이것은 양고기 성분 중 『L 카르니틴(Carnitine)』이 지방산을 미토콘드리아에 들어갈 수 있도록 작용하여 태워버리기 때문이다.

몇 년 전에는 『생선을 먹으면 머리가 좋아진다』 라고 하는 어린이 노래가 유행했었는데, 이것은 청어(정어리, 고등어 등)의 성분인 『오메가 3지방산』이 뇌신경 세포막에 필요한 DHA를 포함하고 있기 때문이다. 또한 오메가 3지방산은 포도당이나 지방산이 미토콘드리아로의 흡수를 증가시켜 주는 것으로 알려져 있다. 의약품으로서는 고지혈증을 앓고 있는 사람에게 사용되고 있다.

이렇게 우리도 모르는 사이에 사용해왔던 여러가지 건강법이 실은 미토콘드리아의 기능을 높이기 위한 것들이었다.

그러나 한번 더 원점으로 돌아가 보자.

대부분의 ATP 생산을 도와주고 있는 것은 마이너스수소이온이다. 음식을 먹는 것과 호흡하는 것, 몸에 좋은 영양소를 섭취하는 것은 모두 마이너스수소이온을 만들고, 전자를 공급하여 ATP를 생산하기 위한 것이라고 했다. 방대한 양의 마이너스수소이온을 만들기 위해 우리 몸은 소화기관·호흡기관과 매우 복잡한 미토콘드리아 효소계가 존재하고 있다.

만약 수소를 외부로 부터 직접 다량으로 섭취하여 미토콘트리아를 활발하게만 할 수 있다면 어떤 일들이 일어날까?

상상하기만 해도 기쁘다.
대단한 일이 일어날 수 있다.
…… 그런 꿈같은 이야기가 지금 현실이 된 것이다.

2. 활성산소

◉ 활성산소란?

우리들은 호흡을 통해 산소를 받아들이고 있다. 산소가 없으면 TCA 회로도 돌아가지 않고, ATP도 생산되지 않아 우리 세포는 죽어버린다. 또한 산소가 없으면 ATP의 생산량은 19분의 1로 떨어져 버린다. 이래서는 사람이 살 수가 없다. 바꾸어 말하면 우리 선조가 진화 과정에서 육지에 올라와 산소호흡을 시작했을 때, 인간들의 활동능력은 비약적으로 향상되었다.

그러나 산호호흡은 나쁜 단점도 가지고 있다. 그것이 바로 『활성산소』다.

산소는 필요하지만 호흡으로 흡입한 산소의 1~2%는 체내에서 활성산소로 변한다고 한다. 오해가 생기지 않도록 미리 이야기해 두자면, 『활성산소』는 일부 몸을 보호하는데도 사용된다. 백혈구의 일종인 호중구(好中球 ; Neutrophil)나 대식

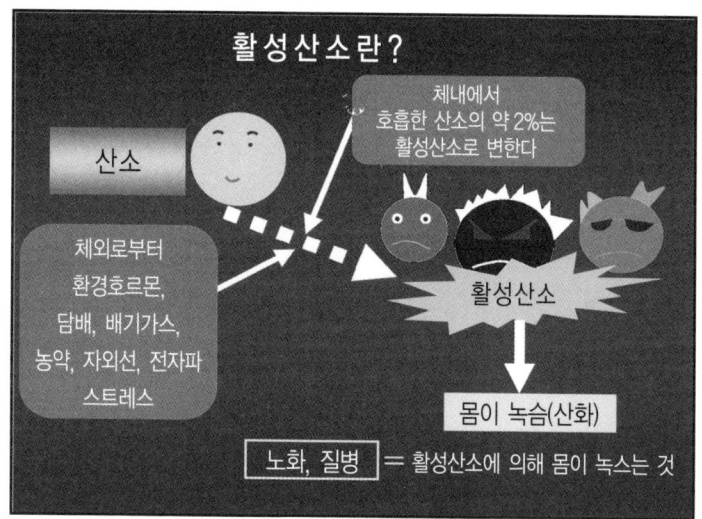

세포(Macrophage)라고 불리는 탐식세포가 외부에서 침입한 바이러스 등을 자신 속으로 흡수하여 막으로 둘러싸고, 국소적으로 『활성산소』를 뿜어 죽여버리는 것이다. 이른바 군대에서 불발탄에 '뚜껑'을 씌워 폭파처리 한다든지, 감염된 곳을 소독하는 것과 비슷하다.

하지만 그 폭탄이나 소독약이 몸 전체에 광범위하게 퍼진다면 큰일인 것이다.

현대 사회에서는 다양한 요인으로 활성산소가 많이 발생한다. 일용품, 식품첨가물, 화장품, 농약, 약제 등의 화학물질을 섭취했을 때, 자외선에 노출된 후, 담배를 피울 때, 게임,

핸드폰, TV 등 전자기기에 의한 전자파를 쏘였을 때, 염소나 트리할로메탄(Trihalomethane)이 들어간 수돗물 등을 마셨을 때, 대량의 음주, 육체가 감염되었거나 염증이 있을 때, 격렬한 스포츠나 고농도의 산소흡입으로 대량의 산소를 마셨을 때, 방사선에 노출되었을 때, 그리고 심한 정신적인 스트레스나 쇼크로 인해 많은 활성산소가 발생한다.

● 산소 없이는 살 수 없다.
   하지만 산소가 있어서…… 이렇게 된다.

그럼 활성산소는 무슨 역할을 하는가?

몸을 녹슬게 한다.

마치 『몸 속에서 나온 녹』인 것이다. 여러분은 목욕탕에서 몸을 씻을 때 녹물이 나온 적이 있는가?

"때는 나오지만 녹물이 나오지는 않아요."

"몸이 녹슬다니, 그런 바보 같은 소리가!"

아니다. 주위를 한번 둘러보자. 예를 들어 사과를 반으로 잘라 공기 중에 그대로 둔다면… 어떻게 될까? 붉은 색으로 변해버린다. 이것도 산소에 의해 녹이 스는 것이다. 빵이나 와인을 공기 중에 그대도 놔두면 맛이 변한다. 이것도 역시 산소에 의한 녹, 즉 『산화』인 것이다.

따라서 과자와 와인에는 산소에 노출되지 않도록 산소제거

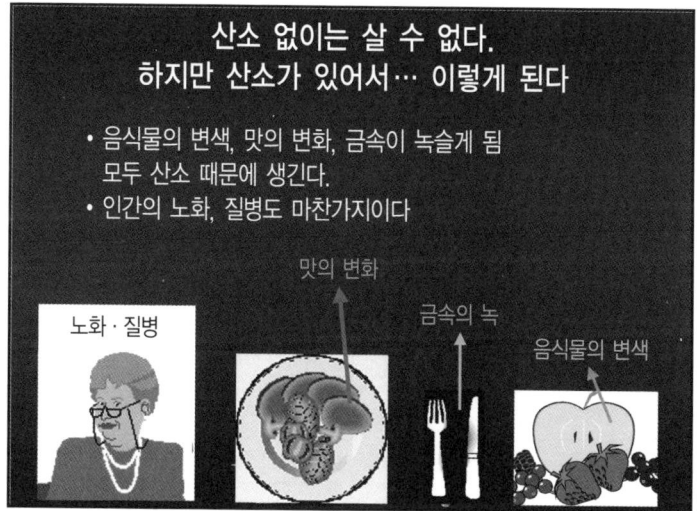

제, 산화방지제가 들어있다. 금속이 녹스는 것 이것도 역시 산소에 의한 것이다. 인간의 노화나 질병도 마찬가지다. 활성산소 때문에 녹이 슨다. 어느 곳에? 우리 몸에서 가장 중요한 엔진인 미토콘드리아나 DNA, 세포막 등에 녹이 슨 상태가 바로 『노화와 질병』인 것이다.

◉ 활성산소가 관여하는 대표적인 질환

덧붙여 약 100종류 이상(일설에 의하면 200종류 이상)의 질병, 적어도 한 부분에 활성산소가 어느 정도 역할을 한다고 여겨지고 있다. 일람표를 만들어 보면 다음과 같다.

활성산소가 관여하는 대표적 질환

장해조직계	대 표 적 질 환
순환기/호흡기계	심근경색, 동맥경화, 폐염, 협심증 등
뇌신경계	뇌경색, 간질, 뇌출혈, 파킨슨병, 자율신경장해 등
소화기계	위염, 위궤양, 위암, 간경변, 클론병(국한성장염), 췌장염 등
혈액계	백혈병, 패혈증, 고지혈증 등
내분비계	당뇨병, 부신(副腎)대사장해 등
피부계	아토피성피부염, 일광(日光)피부염(광선과민증) 등
안과계	백내장, 망막변성증 등
종양계	흡연에 의한 암, 화학발암, 방사선장해 등
결합조직계	관절류머티즘, 자기면역질환, 교원병(膠原病 ; Collagen disease)

예를 들어 순환기 질환에서 협심증이나 심근경색 등으로 혈류가 악화되어 심장 근육이 허혈 상태가 되어 가슴이 아프게 되는데, 약이나 카테테르(Catheter)를 사용하여 혈류를 재개시키게 되면 한꺼번에 산소가 흘러 들어가 다량의 활성산소가 발생한다. 이때 부정맥 등이 발생하여 생명이 위험해지는 경우도 있다(재관류증후군이라 함).

뇌신경질환에서는 뇌경색 즉 혈관이 막혀 뇌조직의 일부가 손상을 입게 되는데, 뇌경색 진행에는 활성산소가 깊이 관계하고 있다.

실제 의료현장에서는 활성산소를 막는 점적(点滴, 액체가 방울방울 떨어지는 일)이 뇌경색 급성기에 자주 사용되고 있다.

위궤양에서는 파일로리균(Pylori) 문제가 제기되는데 파일로리균은 이미 일본 중고령자의 대다수가 감염되어 있는 약한 균으로 그 자체가 위궤양을 일으키는 것은 아니다. 이 파일로리균을 제거하려고 활성산소가 과다하게 발생할 때, 위에 궤양이 생기는 것이다. 당뇨병이나 동맥경화의 진행에 활성산소가 중심적인 역할을 한다는 것은 앞에서 이야기했다.

활성산소는 생활습관병의 대부분과 관계가 있다.

아토피는 피부표면의 피지막이라고 하는 지질의 막과 그 아래의 각질층이 활성산소에 의해 산화되어, 부슬부슬해진 상태이다. 더욱이 피부 전자부족으로 견디기 힘든 가려움증을 동반하게 하며, 계속해서 그 범위를 넓혀가게 된다. 활성산소는 단백질도 변성시켜 여러가지 장해를 초래한다.

담배에 의한 폐기종은 흡연 시 발생한 활성산소로 폐의 단백질이 변성하여 말랑말랑해진 상태이다. 백내장은 자외선 등으로 안구의 수정체 단백질이 변성하여 탁해진 상태이다.

여성들은 얼굴에 주름이 생기거나 피부가 탄력을 잃어 쳐지는 것에 신경을 많이 쓰는데, 이것도 활성산소로 인해 피부의 콜라겐과 엘라스틴(Elastin)이라고 하는 단백질이 변성되어 생기는 것이다. 암 자체는 활성산소에 의한 유전자의 장해에 의한 것이고, 암 치료에 사용되는 항암제나 방사선의 부작용도 대부분 활성산소 때문이다.

◉ 산소의 폐해

자신은 건강한 스포츠맨, 질병이나 활성산소 따위와는 아무런 관계도 없다고 생각하시는 분도 있을 수 있는데, 말도 안된다.

적당한 운동은 건강에 좋지만 과도한 운동은 오히려 활성산소에 따른 피해가 커질 수 있다. 실제로 대학교에서 체육계통의 학부를 졸업한 사람은 문과계통의 학부를 졸업한 사람보다 수명이 짧다고 하는 통계도 있다. 운동 후 회복력이 선수수명에도 영향을 미칠 수 있다.

스포츠의 최대 부작용은 활성산소에 의한 손상이다.

실내 수영장은 법률상 염소소독을 해야하는 것으로 되어 있다. 염소농도의 하한선은 정해져 있지만 상한선은 정해져 있지 않다는 사실을 아는가? 수영장의 불특정 다수가 공동으로 사용하기 때문에 소독을 해야 한다. 특히 1년 내내 사용하는 실내 온수 수영장에서는 춥지 않도록 난방을 한다. 드물기는 하지만 염소가 증발, 흡입하여 천식발작 등으로 쓰러져 실려가는 사람도 볼 수 있다.

수영이 건강에 좋다고 생각하여 운동하고 있는 것이 수영장 염소소독으로 그렇지 않을지도 모른다면 이건 무서운 일이 아닐 수 없다.

또한 지금 마이너스이온과 함께 커다란 인기를 얻고 있는 것이 산소이다. 손쉽게 산소를 들이마실 수 있는 산소캔이나 산소흡입기, 산소캡슐, 산소가 나오는 에어컨 등 산소로 기분전환을 한다든지 학습효율을 높일 수 있다고 주장하는 제품도 많다. 일본에서는 유명한 스포츠 선수가 산소 제품을 사용하였다고 하여 인기를 얻고 있기도 하다.

하지만 정말 괜찮을까?
고농도의 산소흡입은 활성산소를 다량으로 발생시킨다. 인큐베이터에 들어있는 어린 미숙아에게 고농도 산소를 투여하여 눈을 실명시켜 버린, 미숙아망막증도 활성산소에 의한 피해중 하나이다.

● 산소원자와 산소분자

잠시 중고등학교 시절의 화학시간으로 돌아가 산소를 과학적인 관점에서 살펴보자. 산소원자는 "O"로 표시한다. 원자번호 8번의 원자이다. 따라서 핵 주위에 전자를 8개 가지고 있다. 제1궤도에는 2개의 전자만 들어갈 수 있기 때문에 여기에 먼저 2개를 넣는다. 제2궤도에는 8개의 전자가 들어갈 수 있기 때문에 나머지 6개의 전자가 들어가게 된다.

전자는 한 쌍이 되어야 안정되는 성질을 가지고 있기 때문에 4개의 원자가 2개씩 쌍이 되어 들어가는데 나머지 2개는 쌍을 이루지 못해『단전자』가 된다. 동물과 마찬가지로 전자도 한 쌍이 되지 못하면 상대를 구할 때 까지 불안정하게 된다. 그래서『단전자』는 "불안정 전자"라고 한다.

따라서 산소원자는 화학적으로는 불안정한 원자라고 할 수 있다. 하지만 우리들이 공기 중에서 흡입하는 산소는 산소분자 "O_2"이다. 산소원자 2개가 달라붙기 때문에 단전자들끼리 쌍을 이루어 한 쌍은 안정적이 되지만 그래도 바깥쪽에 2개의 단전자가 남게 된다.

산소분자도 화학적으로는 약간 불안정한 분자라고 할 수 있다. 대기중의 산소는 그래도 비교적 안정적이다.

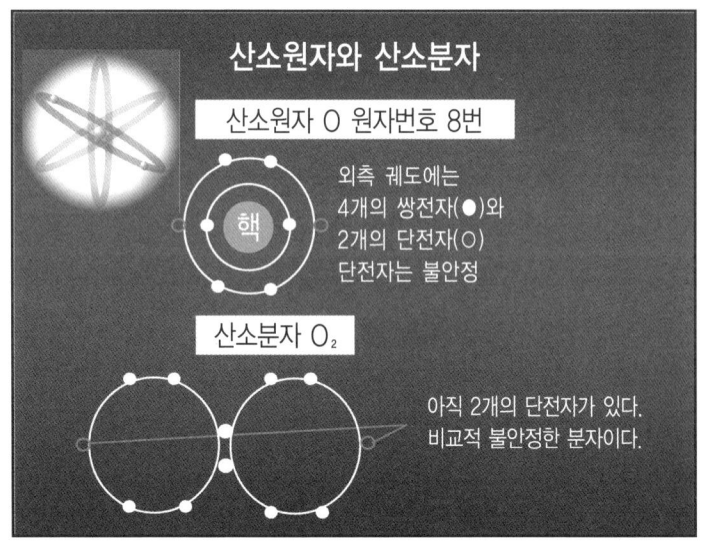

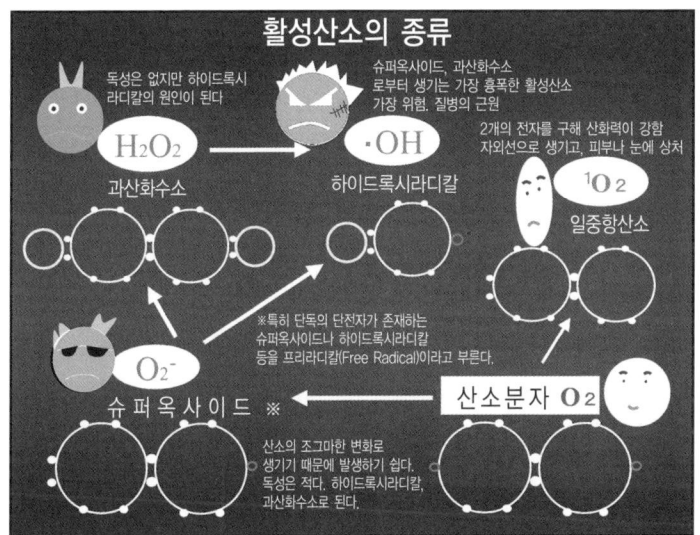

하지만 호흡하여 체내로 들어오는 산소는 에너지 대사 과정에서 아주 불안정하게 되어 전자의 교환 등을 통해 일부가 『활성산소』로 변한다.

◉ 활성산소의 종류

활성산소에는 그림과 같이 슈퍼옥사이드(또는 슈퍼옥시드, Super Oxide) 라디칼이나 과산화수소, 하이드록시라디칼(또는 히드록시라디칼, Hydroxyl Radical), 일중항산소(一重項酸素, 싱글레트 옥시젠) 등이 있다.

너무 어려운가? 여러분들이 어렸을 때 학교에서 넘어져 무릎이 다치면 양호실에서 선생님이 어떻게 해줬나? 쏴~하고 무릎에 뭔가로 소독을 한 기억이 있을 것이다. 옥시풀(Oxyfull), 옥시돌(Oxydoll)… 이것은 과산화수소를 물에 녹여서 만든 상품들이다.

활성산소이기 때문에 무릎 상처의 세균을 소독할 수 있는데, 이런 물질이 체내에서 발생한다면 심각한 독이 되는 것이다. 특히 하이드록시라디칼은 굉장히 불안정하여 전자를 찾아 거칠게 돌아다니며 상대 즉 세포 등을 녹슬게 한다. 하이드록시라디칼은 가장 흉폭하고 독성이 강한 활성산소로서 여러 종류의 질병의 원인이 되고 있다. 이러한 활성산소에 의해 몸이 녹슬게 된다. 나중에 이야기하겠지만 수소는 이러한 활성산소 속에서도 가장 흉폭한 하이드록시라디칼을 특이적으로 없애는 것이 확인되었다.

또한 산소분자의 전자분포가 치우쳐서 생기는 일중항산소는 자외선으로 인해 주로 피부에 발생하게 된다. 2개의 전자가 필요하기 때문에 산화력이 아주 강하여 피부나 눈을 상하게 한다. 백내장이나 살이 타는 것(겨울 눈, 바닷가에서의 자외선, 용접 등), 피부암, 기미나 주근깨 등과 깊은 관계가 있다.

● 활성산소는 어떻게 처리되는가?
~ 체내의 활성산소 방어시스템 ~

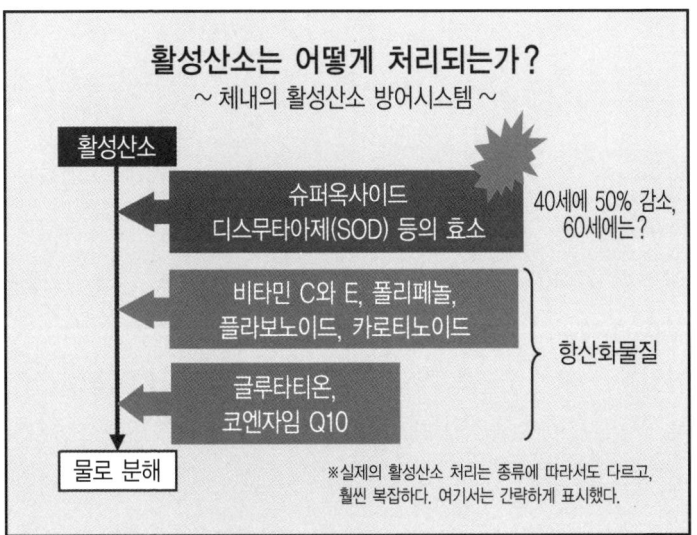

그렇다면 우리 몸은 활성산소가 활동하는 것을 그대로 내버려 둘까? 그렇지 않다. 활성산소에 대한 방어시스템이 갖추어져 있기 때문이다.

예를 들어 슈퍼옥사이드 디스무타아제 SOD(Superoxide Dismutase)라고 하는 항산화효소나 항산화물질(비타민 C와 E, 혹은 폴리페놀(Poly-Phenol), 플라보노이드(Flavonoid), 카로티노이드(Carotenoid)라고 하는 식물색소, 글루타티온(Glutathione), 코엔자임 Q10 등)은 활성산소를 불활성화시키고, 물과 산소로 분해하여 독을 없앤다.

이런 생각을 해 본 적도 있을 것이다.

"식물은 실외에서 1년 동안 자외선에 계속 노출되어 있는데 왜 피부암에 걸리지 않을까?"라고 말이다.

식물의 진한 색깔, 식물색소가 자외선에 의한 활성산소의 피해로부터 식물 자신을 보호해 주고 있기 때문이다. 인간이 실외에서 식물처럼 자외선에 계속 노출되어 있다면 순식간에 피부암에 걸려버릴 것이다.

인간 본래의 수명은 120살 정도라고 한다. 인간의 세포는 어떤 곳에서도 제 역할을 다하도록 유전자에 프로그램화 되어 있다. 이것을 프로그램 세포사(細胞死)(아포토시스, Apoptosis)라고 한다. 세계 최장수인 사람들이 대체로 110세 정도인 것을 생각하면 타당한 수치라고 생각한다. 하지만 세계에서 평균수명이 가장 높은 일본에서도 왜 80세 전후 밖에 안될까.

활성산소에 의한 장해(障害) 때문이다.

SOD의 경우, 최고수치를 보이는 시기가 20대로 그 이후에는 점차 감소한다. SOD가 20대를 최고치로 한다면 40대에는 SOD가 50%로 줄어들고, 60세를 넘기면 10% 이하로 되어버린다.

때문에 질병이 나타나는 것은 대체적으로 40세가 넘어서이고, 질병이 중해지는 것은 60세가 넘어서라고 생각한다.

남성의 가장 큰 액년(厄年)은 아마도 "40세" 전후일 것이다. 이때를 지나면 활성산소의 피해가 『질병』이라고 하는 형

태로 표출되는 것이다.

또한 코엔자임 Q10도 10대일 때는 자기 몸에서 만들어지지만, 나이가 들어감에 따라 점점 생산량이 감소한다.

그러나 사람 몸에 있어 가장 유해한 활성산소인 하이드록시라디칼을 대사할 수 있는 시스템은 매우 약한 실정이다.

◉ 항산화물질

우리들은 나이가 들어감에 따라 음식물을 먹어서 외부로부터 항산화물질을 섭취해야 한다. 항산화물질중 건강에 좋다고 하는 것들의 대부분은 비타민이나 카데킨, 식물색소나 코

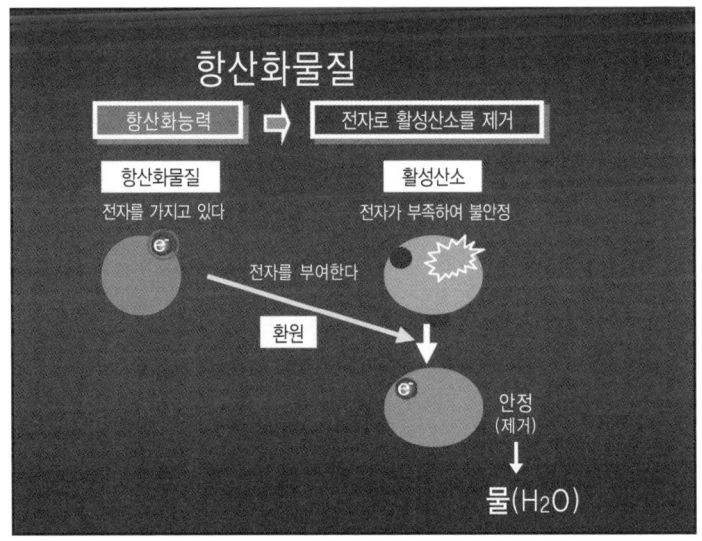

엔자임 Q10 등이라고 이야기했다.

활성산소는 전자가 부족하거나 편향되어 있기 때문에 흉폭해지고, 전자를 구하려고 세포에 달라붙어 몸을 산화시킨다. 전자를 구하기 위해 거칠게 돌아다니고 있는 "활성산소"에 전자를 부여하여 진정시키는 것을 『환원』이라고 한다.

활성산소는 환원되면 안전한 물과 산소로 변하여 제거된다. 화학적으로 항산화물질이라고 하는 것은 전자를 부여, 환원시킬 수 있는 능력을 가진 물질을 말한다.

우리들은 태어나서 생명이 다할 때까지, 수면 중 1분이라도 호흡을 하지 않으면 안된다. 그야말로 24시간 끊임없이 우리들에게 상처 입히고 있는 활성산소에 대해, 어떻게 대항하는 것이 좋을까? 임시방편이 아닌 본질적인 방어책은 없는 것일까?

바로 여기서 『수소』가 등장하는 것이다.

제 2 장
수소와 건강

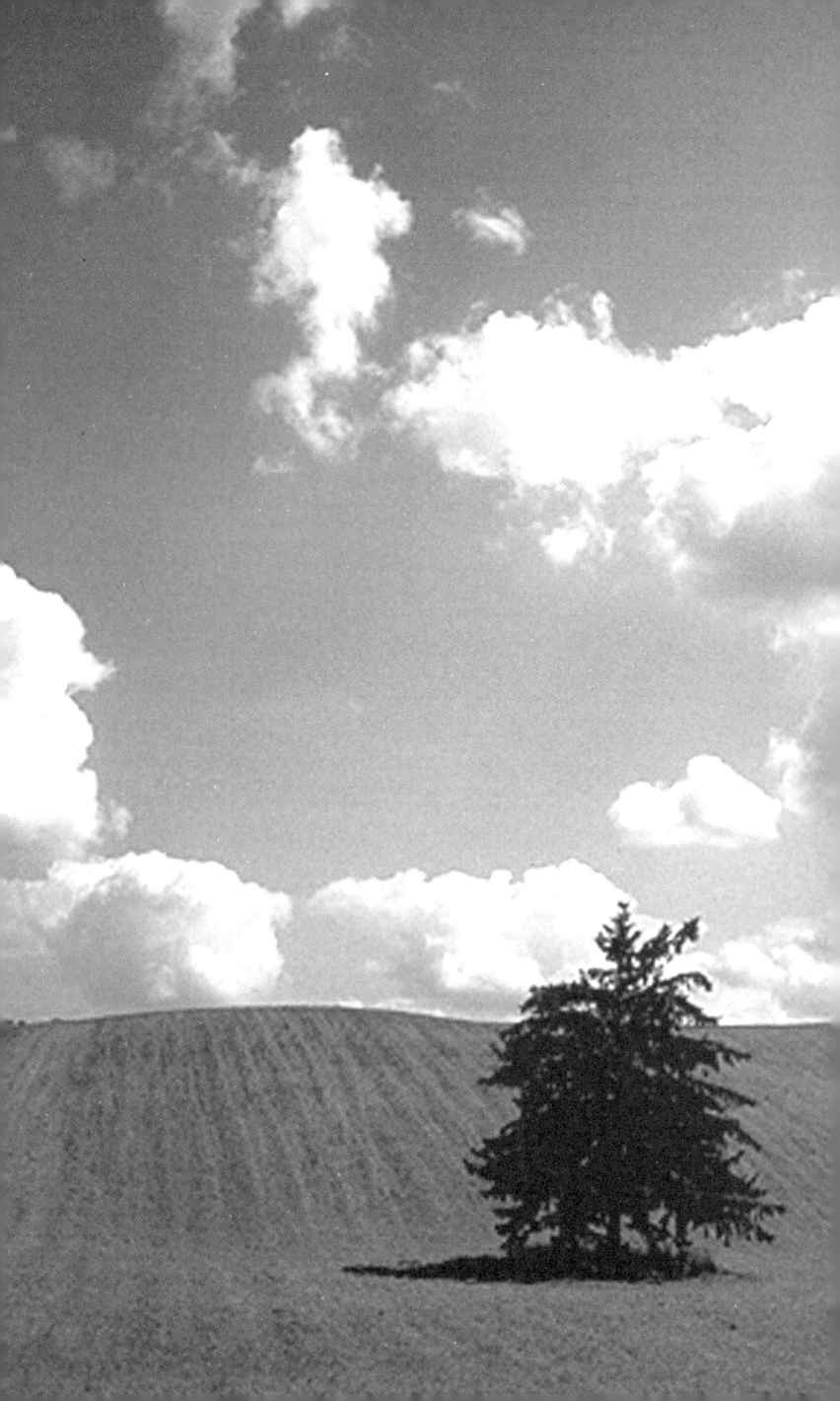

3. 수소의 탄생

◉ 우주의 90% 이상 원소

산소와 마찬가지로 『수소』를 과학적으로 살펴보자. 수소원자는 "H"로 표시한다. 원자번호 1번의 원자이다. 따라서 핵(이라고 해도 양자뿐이다) 주위에 전자를 1개 가지고 있다. 그 크기는 빛의 파장보다도 작다(100억 분의 1미터보다도 작다)고 한다. 이 우주공간에서 가장 작은 원자인 것이다. 그리고 수소는 매우 중요한 원자이다.

우리들 몸의 3분의 2, 63%는 수소로 되어 있다. 산소, 탄소, 질소 등 보다도 훨씬 많다(이것은 원자수를 기준으로 한 %이다. 중량비율로 계산한다면 달라진다).

즉 지구에 있어 없어서는 안 되는 태양, 이것도 거의 100% 수소와 헬륨(Helium, He)으로 되어 있다.

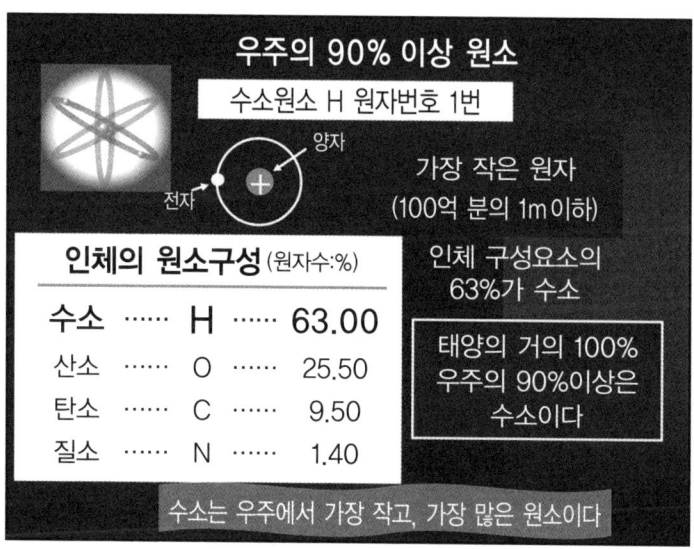

그리고 태양에는 "H⁺", "H", "H⁻"가 공존하는 플라즈마 (Plasma)(고온 플라즈마의 의미) 상태로 되어 있고, 진공 상태에서 한번에 몇 개의 수소폭탄이 계속해서 폭발하고 있다(원자핵융합이 지속적으로 일어나고 있는 것과 같은 상태)고 생각된다. 다른 말로 하면 수억 년 동안 수소폭탄 폭발이 계속해서 일어나고 있는 것과 같은 것이다. 수소의 파워가 얼마나 대단한지 알 수 있다.

즉, 우주에 존재하는 원소의 90% 이상은 수소이다. 우주는 "빅뱅"이라고 불리는 소립자의 충돌로 인해 탄생했다고 한다. 그 후 가장 처음 만들어진 원소가 수소로 추측된다.

그리고 수소가 달라 붙어 산소랑 탄소, 질소 등 큰 원자가 만들어졌다고 여겨지고 있다.

즉 수소는 이 우주에서 『가장 작고, 가장 가볍고, 가장 많은』 원소인 것이다.

● 마이너스수소이온의 증명
(오이카와 原圖)

나는 마이너스수소이온의 존재를 실험적으로 증명하기 위해, 첫번째로 사진과 같은 극성을 가진 도자기의 자화(磁化, 자기화) 세라믹 볼을 만들었다.(극성을 가지기 때문에 자석에 붙는다) - 책 맨 뒤의 컬러사진 참조

이 도자기 세라믹 볼은 다공질(多孔質)로 그 표면에 작은 구멍들이 많이 뚫려 있어, 물에 잠기면 빠른 속도로 물이 그 도자기 세라믹 볼 안으로 들어가도록 되어 있다.

그리고 이 세라믹 볼은 자석이 있어 북극(N극)과 남극(S극)을 가지고 있고, S극과 N극 사이에는 약 $20mV$의 전위차가 있도록 만들어졌다. 따라서 이 세라믹 볼이 물에 잠기면 미세 전류가 흘러 N극으로부터 수소가스가 일정한 시간 동안 방출되도록 되어 있다.

세라믹 볼의 내부는 전류가 흐르고 있기 때문에 전자밀도가 높은 상태의 마이너스 전기장이 된다.

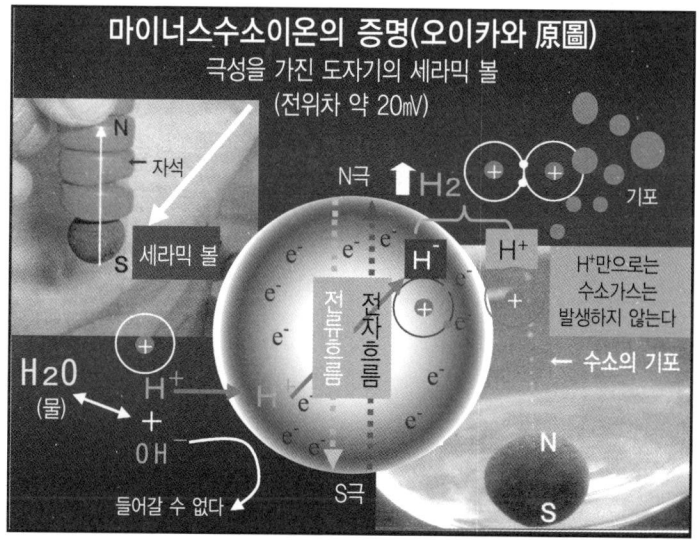

 통상적으로 물(H_2O)은 『H^+ + OH^-』로 분리되는데, "OH^-"는 마이너스 전기장 경계에서 세차게 튀어 안으로 들어갈 수 없게 된다. 그러나 "H^+"는 마이너스 전기장에 손쉽게 들어가 전자 밀도가 높은 상태에서 자장(磁場) 에너지가 가해져 "H^+ + $2e^-$"가 되어 마이너스수소이온 "H^-"이 발생한다. 이것이 생체 미토콘드리아에 이어 2번째의 마이너스수소이온이 생성되는 특수한 메커니즘이다. 이런 메커니즘은 전자밀도가 높은 환경에서 자장 등 외적 에너지가 존재할 때만 일어나는 특수한 반응인 것이다.

 실제로 만들어진 "H^-"는 전자를 따라 N극으로 옮겨져 가고 세라믹 볼 외부에 존재하는 대량의 "H^+"와 반응하여 "H_2"

수소가스가 되어, 기포가 발생한다.

이것은 일본 이와나미서점(岩波書店)이 발행한 이화학(理化學)사전의 수소화합물 항목에서도 마이너스수소이온의 존재를 나타내는 증거라고 기재되어 있다.

지구의 나이는 약 46억 년이라고 하는데, 태고의 지구 즉 용암이 화산(火山)의 화구(火口)로부터 흘러나올 무렵, 지표의 온도는 400~900℃나 되고, 지표층의 가스는 산소가 없고 질소가스 90%, 수소가스 10%였다고 한다. 이 때 고온고압의 무산소환원상태 속에서 수소가스가 플라즈마 상태에서 분극·이온화되고, 수소가 용암 광물에 흘러 들어가 안정화 되었다. 이 수소가 지금 조금씩 천연의 물 속에서 녹아 나오고 있다.

천연의 생명수라든가 기적의 물이라고 불리는 것의 일부는 이러한 물이라고 생각된다.

◉ 수소함유 소성(燒成) 산호칼슘의 탄생 (오이카와 原圖)

자연의 커다란 메커니즘을 응용한 것이 3번째 마이너스수소이온의 생성 구조로, 바로 수소함유 소성(燒成) 산호칼슘(수소보존체)의 생성과정이 되겠다. 이 제조법에 관해서는 이미 특허등록 되었다.

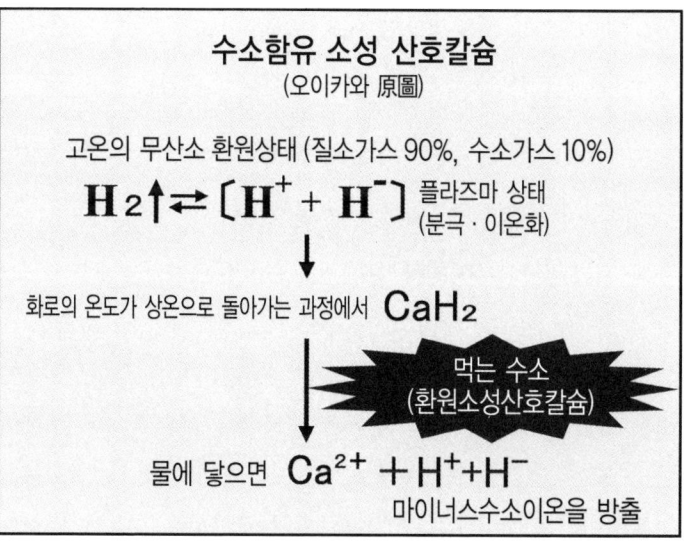

고온고압의 무산소 환원상태에서 수소가스(H_2)는 플라즈마 상태가 된다. "H^+"와 "H^-"로 분극 이온화된 후, 화로(爐)의 온도를 상온으로 되돌리는 과정에서 산호칼슘에 마이너스수소이온이 분극 이온화한 상태에서 흡장(吸藏)되어, CaH_2가 되고 상온안정화 수소화합물이 생성된다. 이렇게 생성된 물질이 산호칼슘에 의한 『수소보존체』인 것이다. 이물질이 체내 등 산소농도가 낮은 환경에서 물과 닿으면 "Ca^{2+}"와 "$H^+ + H^-$"가 되어 마이너스수소이온을 방출한다.

그 후 오이카와는 더욱더 연구를 하여 산호칼슘에 대량의 수소를 흡장시켜 식품으로 섭취했을 때 장시간(8~12시간이상) 지속적으로 수소를 방출시키는데 성공하였다. 우리들이 수소를 흡수하는 방법으로 물이나 가스가 아닌 먹는 수소인 것이다.

지금까지 우리들은 건강을 위해 무엇을 섭취하는 것이 좋을까 생각해왔다. 어떠한 영양소, 어떠한 건강보조식품, 어떠한 식품… 수소는 이러한 『것』들의 범주를 뛰어 넘는다.

종래의 3가지 물성(기체, 액체, 고체) 외에 플라즈마라고 하는 새로운 제4의 물성 개념을 생각해야 하는 원자, 그것도 가장 작은 수소원자와 더욱더 작은 전자레벨의 최고의 건강식품이라고 하는 것이다. 지금까지의 건강식품『것』들과는 차원이 전혀 다른 새로운 개념의 건강식품인 것이다.

주: 『플라즈마 상태』란 모든 원자 또는 전기적 중성분자, 양자(양이온), 전자(음이온)가 공존하는 상태의 것을 의미한다. 예를 들어 앞서 말한 $H_2 \Leftrightarrow H^+ + H^-$ 이다. 수소보존체를 지금까지의 물과 비교하여 『고체 마이너스수소이온』이라고 부르는 사람도 있지만 개발자인 오이카와 박사는 정확하게는 액체나 고체와도 다른, 플라즈마라고 하는 새로운 물성개념이라고 말하고 있다.

● **수소의 특징**

수소보존체의 생체(인체를 포함)에서의 특징을 간단히 정리하면 다음과 같다.

(1) 생체에 있어 이상적인 동시에 최강의 항산화물질로 활동하는 것. 항산화물질이란, 활성산소를 제거하는 능력(항산화능력)을 갖고 있는 물질로 수소는 그 가운데서 가장 뛰어나다고 하는 것이다. 나중에 이야기하겠지만 이것은 특히 수소가 다른 건강식품과 비교하여 아주 작다는 것과 관계가 있다. 더욱이 수소는 활성산소 가운데에서도 최악이며 최강인 하이

마이너스수소이온의 특징

(1) 생체에 있어 이상적인 동시에 최강의 항산화물질.
 (가장 흉폭한 활성산소인 하이드록시라디칼을 특이적으로 제거)

(2) 미토콘드리아에 작용하여 생체 에너지인
 ATP의 생산을 높이고, 체력과 대사기능을 높인다.

(3) (2)의 결과, 다른 영양소의 섭취·대사를 촉진하고,
 대사장애의 개선이나 다른 영양소의 효과를 높일 가능성이 있다.

 (※ 2, 3은 일반적인 항산화물질, 수소수에서는 볼 수 없는 작용)

드록시라디칼을 특이적으로 제거하는 것이 확인되었다.

(2) 단순히 항산화능력 뿐 아니라 마이너스수소이온은 생체 내에서 미토콘드리아에 작용하여 생체 에너지인 ATP의 생산을 높인다고 하는 것이다. 이로 인해 체력이 좋아지고 대사기능이 높아져 활력이 증가할 것이다.

(3) 그리고 (2)의 결과, 세포의 대사자체가 향상되어 에너지원이 되는 여러 종류의 영양소 섭취, 대사가 항진(亢進)된다. 그 결과, 예를 들면 당뇨병이나 고지혈증, 내장지방 비만이라고 하는 대사장애의 개선이나 당사슬(글리칸, Glycans) 등 다른 영양식품의 효과를 높일 것으로 기대된다.

이 (2)와 (3)의 작용은 일반적인 항산화물질이나 수소수(환원수, 알칼리수)에서는 그 효과를 볼 수 없는 수소보존체만의 특성이라고 생각된다.

◉ 물(환원수, 수소수)와의 비교
~ 모든 수소의 특수성에 의한 ~

TV 등에서도 『기적의 물』이라고 해서 프랑스의 『루르드의 샘』이라든가 멕시코의 『토라코테르의 물』, 일본의 『히타 천령수(日田 天領水)』 등이 소개되었다.

장소에 따라서는 연간 수백만 명의 사람들이 이러한 물을 마시려고 모여든다고 한다. 또한 전기분해 등으로 제조한 알칼리환원수나 수소수 등도 시장에 등장하고 있다. 이러한 것들은 모두 수소를 많이 포함하고 있어 "수소수"라고 한다.

덧붙여 전해수(電解水, 이온수라고도 함)를 만드는 기계는 일본 후생성에서 가정용 의료기기로서 허가를 받았으며 위산과다나 소화불량 등 위 관련 질환에는 효과가 인정되고 있다.

따라서 기적이라고 말하는 것도 무리는 아니라고 생각된다. 그렇다면 이러한 수소수와 수소보존체와의 근본적인 차이는 무엇일까?

정리해 보자면, 표 ①~③과 같다.

물(환원수, 수소수)와의 비교
~ 모든 수소의 특수성에 의한 ~

① 물의 수소용해 한도량은 0.5~1mg/L(ppm). 포함되는 것은 수소원자와 수소분자로 마이너스수소이온은 포함되지 않는다.

② 마이너스수소이온은 수소원자에 비해 2배 이상 환원력(항산화력)이 강하다.

③ 미토콘드리아에 작용하여 생체 에너지인 ATP 생산을 높일 수 있는 것은 마이너스수소이온 뿐이다.

이것을 좀 더 자세히 살펴보자.

◉ 물(환원수, 수소수)와의 비교 ①

수소수의 경우, 수소의 함유량은 1리터당 0.5~1mg정도이다(0.5~1mg/L 또는 ppm으로 표시). 수소는 용해도가 있어, 일정 수준 이상은 물에 녹지 않는다. 아주 많은 양의 수소가 녹아 있다고 표시한 제품도 있는 것 같은데 좀 의심스럽다.

게다가 용해되어 있는 수소는 수소원자 또는 수소분자여서 마이너스이온은 아니다.

물(H_2O)를 전기분해 하면 그림과 같이 수산화이온(OH^-)과 수소 양이온(H^+)으로 이온화(電離)한다. 이것이 상식이고 진리다.

실제로 전기가 흐르면 반대 방향으로 전자가 흘러 음극에 전자가 유입된다. 이 전자가 수소양이온(H^+)을 수소원자(H)로 변환시키는 것이다.

수소원자 자체에도 전자가 1개 있고 환원력이 있어, 수소가스(H_2)도 발생한다.

그러나 앞에서 이야기했듯이 전자가 풍부한 환경도 필요하고 자장(磁場) 등 외적 에너지가 작용하지 않으면 마이너스수소이온은 발생하지 않는다.

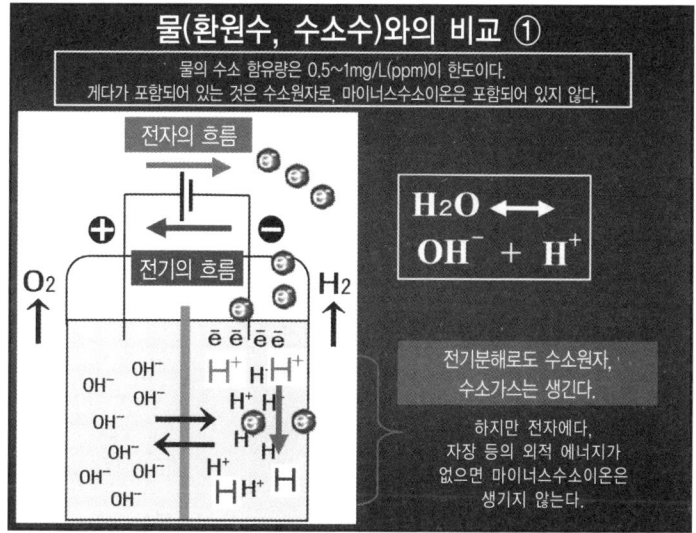

그렇다면 어느 정도 양의 수소수를 섭취하면 몸 전체에 이로울까?

직접 수소수에 닿는 위장에는 소량이라도 위에 좋게 될 가능성이 있지만 몸에 흡수하여 체내에서 작용할 것을 생각하면, 적어도 하루에 20리터 이상은 섭취해야 효과가 나올 것이다.

실제로 일반적인 전해수소수에서 인가된 효능은 앞서 말한 것과 같이 직접 물에 닿는 위장 뿐이고, 우리 몸 전신 질환에는 공식적으로 인정되고 있지 않다.

이것은 수소수 만으로는 함유 수소가 적기 때문이라고 생각된다.

더욱이 세포 내에서는 이온화되어 있는 편이 훨씬 작용하기 쉽다.

이렇듯 "수소수"로는 충분히 수소를 섭취하고 작용하게 할 수 없는 것이다.

(주의 : 단, 수소수를 마시는 것 자체는 몸에 좋다고 생각한다)

◉ 물(환원수, 수소수)와의 비교 ②

항산화물질이라는 것은 전자를 방출, 환원하는 능력이 있는 물질을 말한다.

활성산소가 환원되면 안전한 물로 변하여 배출된다. 이것

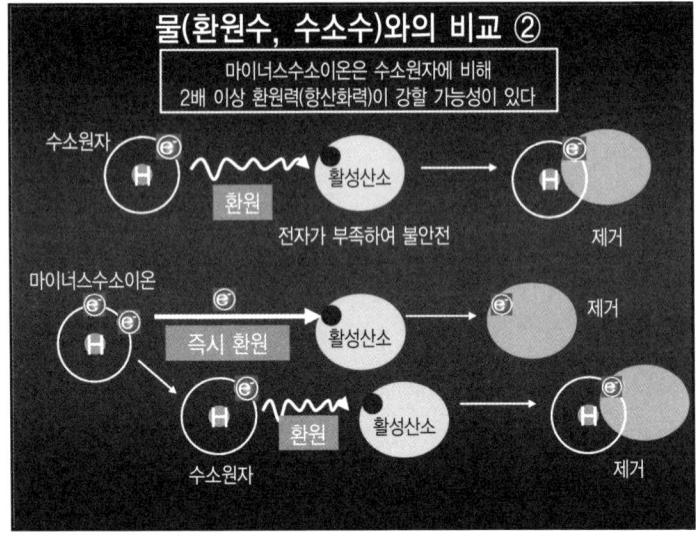

은 지금까지 이야기한 대로이다.

수소원자(H)에도 환원력은 있다. 전자를 1개 가지고 있기 때문에 원자째 결합하여 활성산소를 환원 소거할 수 있다.

하지만 마이너스수소이온("H⁻")은 전자를 여분으로 더 가지고 있다. 첫번째 전자를 방출하여 즉시 활성산소를 환원할 수 있다. 전자를 한 개 방출한 다음에도 수소원자 "H"가 되기 때문에 여전히 전자를 가지고 있어 환원력을 가진다.

즉 마이너스수소이온은 수소원자에 비해 2배 이상의 환원력을 가질 가능성이 있다(이것은 어디까지나 이해하기 위한 가정 모식도(模式圖)이다).

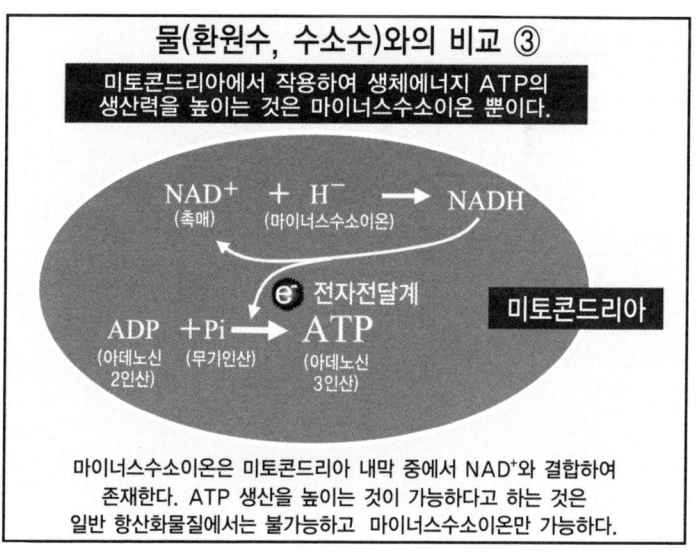

아주 특별한 항산화물질인 것이다.

◉ 물(환원수, 수소수)와의 비교 ③

지금까지 이야기해 왔듯이 미토콘드리아 내막에서 산소의 작용으로 보효소인 NAD 즉 니코틴산 아데닌 디뉴클레오티드 (Nicotinamide adenine dinucleotide)의 양이온(NAD^+)에 마이너스수소이온이 결합하면 NADH가 된다.

NADH는 보효소이기 때문에 NADH가 NAD^+로 되돌아갈 때 전자가 생산되어 전달되고, 최종적으로 ATP 합성효소의 작용에 의해 ADP(아데노신 2인산)와 무기인산(Pi)으로부터 아데노신 3인산(ATP)이 만들어진다.

이것이 생체에너지 즉 ATP다.

◉ 마이너스수소이온의 "작용" 증명
(오이카와 原圖)

오이카와 박사는 생체 내에서 산소가 존재할 때만 발생한다고 여겨지던 NADH 생성반응이 외부로부터 주어진 마이너스수소이온 공여체(供與體)에서도 일어난다고 하는 것을 실험적으로 증명하였다.

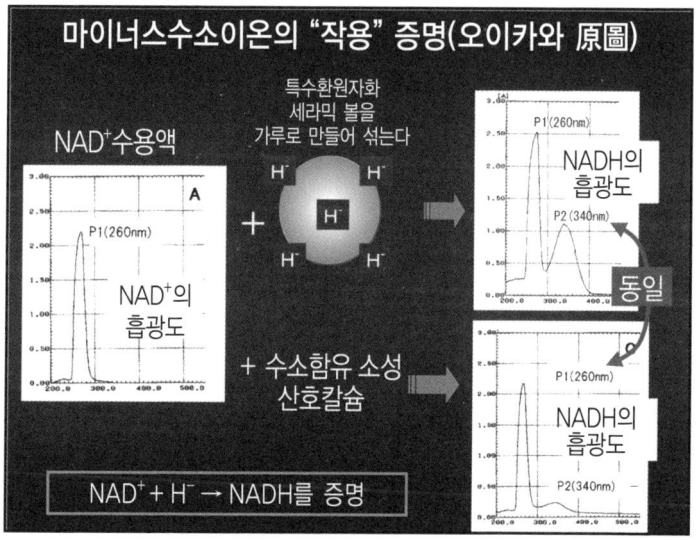

앞에서 말한 특수 환원 자화(磁化) 세라믹 볼을 가루로 만들어 NAD$^+$ 수용액과 섞으면 NAD$^+$의 흡광도(吸光度)는 NADH의 흡광도로 변한다.

또한 수소함유 소성 산호칼슘을 NAD$^+$ 수용액에 섞어도 NAD$^+$ 흡광도는 NADH의 흡광도로 변했다. 이것은 물속 수소가스의 플라즈마($H_2 \uparrow \Leftrightarrow H^+ + H^-$)현상이 인위적으로 만들어졌기 때문이다.

마이너스수소이온 이외의 일반적인 항산화물질에서는 불가능한 ATP 생산이 수소보존체에서는 가능하다는 것이다. 지금까지 생각조차 할 수 없었던 일이 가능해진 것이다.

◉ 다른 항산화물질과의 비교

그렇다면 마이너스수소이온 함유 물질과 기타 항산화물질과의 차이는 무엇일까?

먼저 가장 큰 차이는 크기이다. 수소는 작기 때문이다. 수소는 우주에서 가장 작은 항산화물질인 것이다. 항산화능력에 관해서는 "작은 것이 좋은 것"이다.

수소원자 크기를 "1", 수소가스(H_2)의 원자 크기를 "2"로 하면 지금까지의 타 항산화물질의 분자량은 "수백에서 수천에" 가깝게 된다.

예를 들어 비타민 C, 수용성의 항산화물질로 음료수 등에 가장 많이 사용되고 있는 것인데 분자량은 176이다.

카데킨(Catechin)은 290, 비타민 E는 431, 코엔자임 Q10은 863이다. 분자량이 큰 항산화물질은 크기 때문에 그 분자적 성질로 인해 몸 속에서 작용할 수 있는 장소가 한정된다.

예를 들어 지용성인 비타민 E는 기름에 녹기 때문에 세포의 막에 작용하는데, 비타민 C는 수용성이기 때문에 혈액 속에서만 작용한다. 코엔자임 Q10은 세포의 미토콘드리아까지 들어가서 작용하지만 혈액뇌관문(血液腦關門)은 통과하지 못하기 때문에 뇌에서는 작용하지 못한다던가……

하지만 수소원자는 아주 작다. 수소원자는 인간세포의 평

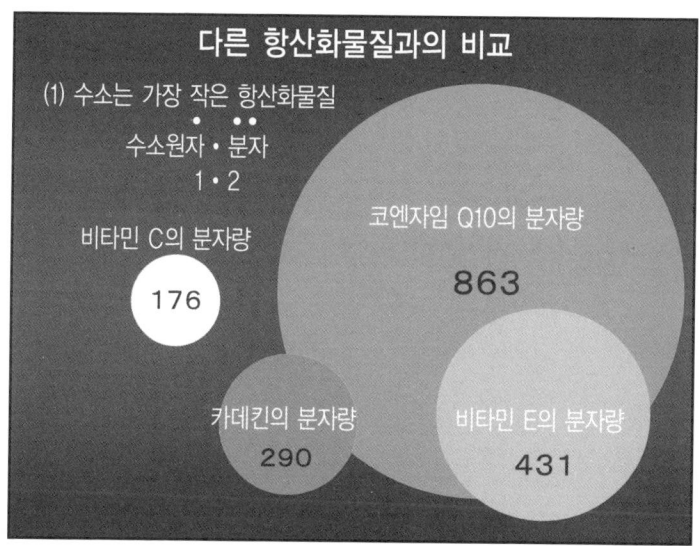

균적인 크기의 10만에서 15만분의 1의 크기이기 때문에 어떠한 세포에도 들어가 작용할 수 있는 것이다. 특히 이온화한 수소는 세포 내에서 더욱더 작용하기 쉬울 것으로 생각된다.

● 수소는 "가장 작은" 항산화물질

우리 몸은 구석구석까지 혈관이 있어 혈액이 흐르고 있다. 몸 어느 부분을 다쳐도 피가 나올 것이다.

한 사람의 혈관을 모세혈관까지 전부 연결하면 약 10만 Km, 지구 적도를 2바퀴 반이나 돌 수 있는 길이라고 한다. 즉 모든 장기조직에는 혈관이 있고 혈액(피)에 의해 물질이

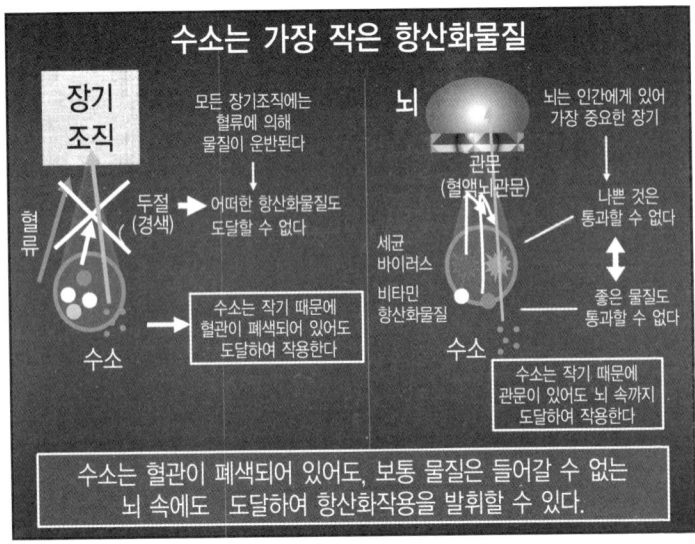

운반된다. 만약 혈관이 폐색(閉塞)되어 혈액이 막혔다고 해보자. 의학적으로 이것을 경색(梗塞)이라고 부른다. 혈관이 막혀있기 때문에 어떠한 물질도 도달할 수 없게 된다. 그러나 수소는 아주 작기 때문에 혈관이 막혀있더라도 도달해서 작용할 수 있는 것이다. - 책 맨 뒤의 컬러사진 참조

그리고 또 한가지 특수한 장기, 뇌에 대한 작용이다. 뇌는 인간에게 있어 어떤 의미에서 가장 중요한 장기이다. 인간이 인간일 수 있는 이유라고도 말 할 수 있을 것이다.

뇌에도 물론 혈관이 있고 혈액이 있지만 뇌 혈관에는 세균이나 바이러스 등 나쁜 것이 들어가지 못하도록 특별한 관문이 설치되어 있다. 의학적으로는 혈액뇌관문(血液腦關門)이라

고 부른다.

우리들 가운데서 태어나서부터 지금까지 한번도 감기에 걸리지 않은 사람은 아마도 없을 것이다. 그 정도로 건강한 사람은 거의 없다.

그렇다면 태어나서부터 뇌염이나 뇌수막염에 걸린 적이 있는 사람은? 아주 적다고 생각한다. 하지만 감기든지, 뇌염이든지, 뇌수막염이든지 원인이 되는 균이나 바이러스는 비슷하다. 즉 뇌는 아주 엄격하게 지켜지고 있다.

그렇지만 뇌에는 나쁜 물질이 들어가지 못하도록 되어있기 때문에 실제로 좋은 물질도 들어갈 수 없다. 비타민이나 항산화물질도 뇌 속으로 들어갈 수 없다.

하지만 수소는 작기 때문에 뇌 속까지 들어가 항산화작용을 할 수 있다.

이상의 내용을 정리하면 수소는 아주 작기 때문에 혈관이 폐색되어 있더라도 보통 물질들이 들어가지 못하는 뇌 속까지 도달하여 항산화작용을 할 수 있다.

일본의과대학 연구팀의 실험에서『수소는 동물실험에서 뇌경색에 의한 손상을 반으로 줄였다』고 하는 발표는 이론에 맞는 말이다. 이러한 항산화물질은 지금까지 없었다.

수소와 건강 85

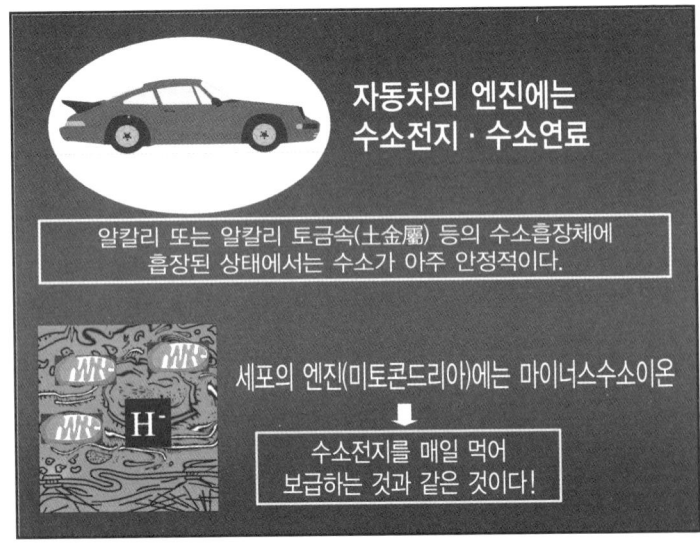

◉ 차세대 에너지로서 주목 받고 있는 수소

수소는 차세대 에너지로 주목 받고 있다. 자동차에 사용되는 수소전지는 수소를 안정시킨 상태에서 흡장할 수 있는 알칼리 토금속(Alkaline earth metal) 등의 수소흡장체가 사용되고 있다.

수소함유 소성 산호칼슘은 수소흡장체로서 산호칼슘을 이용한 것이다. 다른 표현으로 하자면 우리들 몸의 엔진인 미토콘드리아에 수소전지를 공급하는 것과 같은 것이다. 궁극적인 에너지 보충이라고 말 할 수 있다.

4. 실험적 확인

◉ 산화환원전위 실험

이상으로 수소보존체의 작용, 발견발명, 가능성 등에 대해 이야기했다. 이론적으로 이만큼 훌륭한 항산화물질은 없다고 생각한다. 하지만 이론은 이론이고, 실제는 실제다.

"말 뿐인 것"은 이 세상에 흔히 있다. 그래서 정말로 환원력이 지속되는가 아닌가를 ORP(Oxidation Reduction Potential) 미터라고 하는 액체의 산화환원전위를 재는 기계로 측정해 보았다. 전위가 플러스로 기울수록 산화된 상태, 마이너스로 기울수록 환원력이 있는 상태를 표시한다.

덧붙여 일본 도치기현의 수돗물 산화환원전위는 +506㎳(밀리볼트) 였다. 수돗물은 법률상 소독을 해야 하기 때문에 염소가 첨가된다.

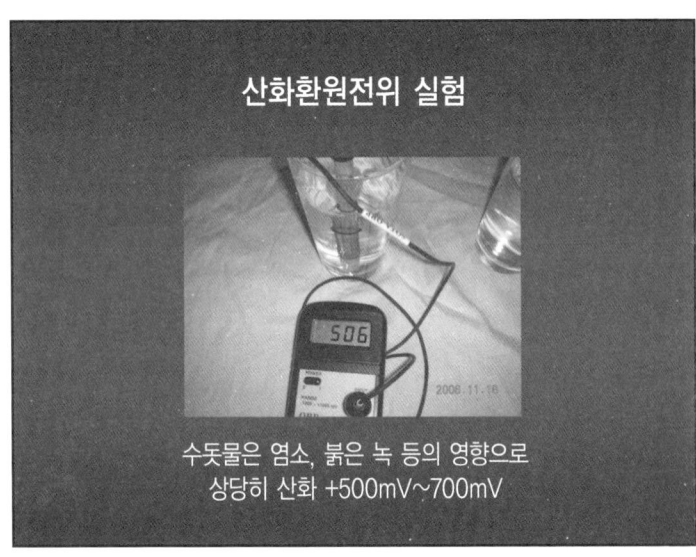

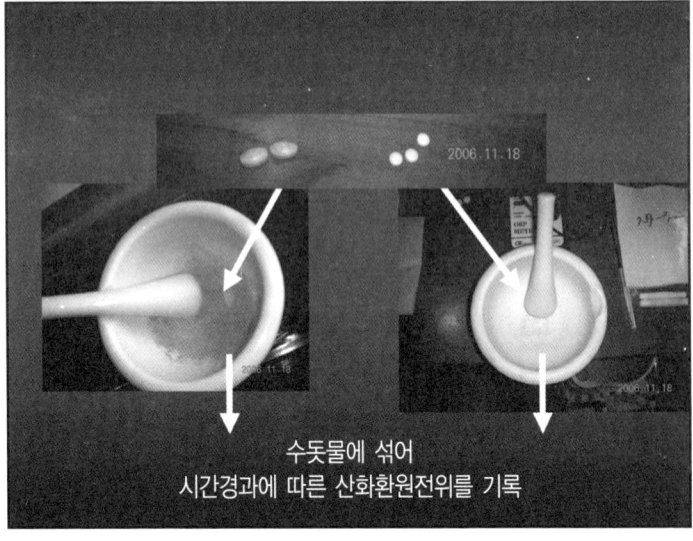

염소나 녹슨 배관의 영향으로 수돗물의 전위는 대체적으로 +500㎷~+700㎷로 아주 많이 산화된 물, 활성산소가 많은 물이 되어 있다. 대도시에서 더욱 높은 것 같다. 손 씻는 용도나 청소, 식기세척에는 좋을지 모르지만 수돗물을 그대로 마시는 것은 그다지 권유하고 싶지 않다. 피부가 약한 사람은 목욕할 때도 주의할 필요가 있을 정도다.

기존 건강식품 메이커 제품 중 식물을 항산화물질 원료로 사용한 건강보조식품 1알과 수소함유 소성 산호칼슘 1캡슐을 각각 사발(막자 사발 : 그림의 사발)에서 분쇄하여 산화된 수돗물에 섞어 전위의 변화를 비교 관찰했다. 덧붙여 말하자면 섞으면서 최저 전위를 기록했다.

다음 페이지의 그래프와 같이, 기존의 건강보조식품은 수돗물에 섞은 후 전위는 급격히 떨어져 1분 이내에 +43㎷, 5분 후에는 +17㎷로 되었지만, 그 후 +40~+60㎷가 될 뿐 한번도 마이너스 전위가 된 적은 없었다. 한편 수소보존체는 수돗물에 섞은 후 전위의 하강속도는 오히려 천천히 진행되어 2분 후에도 +64㎷였지만 5분이 지난 후부터 마이너스가 되어, 8분 후에는 마이너스 146㎷, 15분 후에는 마이너스 247㎷ 전후의 강한 마이너스 환원전위가 지속되어 4시간 후에도 마이너스 104㎷, 8시간 후에도 마이너스 64㎷였다.

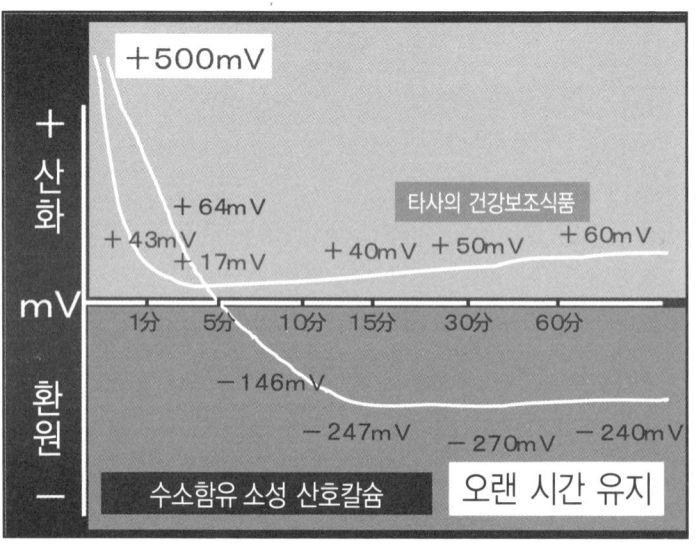
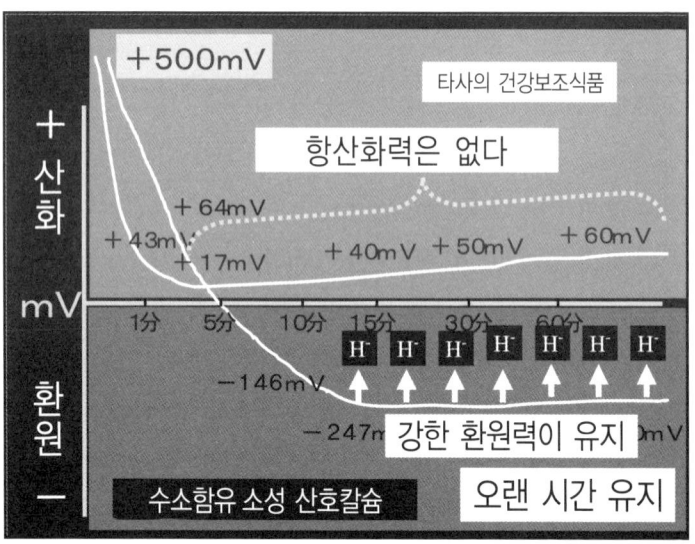

즉 수소보존체는 마이너스수소이온을 지속적으로 방출·환원하는 효과에 대해서는 실험을 통해 확인된 것이다.

이 두 제품의 차이는 무엇을 의미할까? 기존의 건강보조식품은 단숨에 수돗물을 환원시키지만 일단 플러스 전위가 된 후에는 그 상태에서 새로운 활성산소가 나타난다 하더라도 환원시켜 없애 버리는 힘이 남아있지 않다. 한편 수소보존체에서는 마이너스 전위가 계속 유지되고 있기 때문에 언제 활성산소가 나타나더라도 그것을 즉시 환원시켜 없애는 힘이 계속 있다는 것이다.

이 차이는 무엇 때문일까? 그 크기 때문이다. 수소는 작기 때문에 무수히 많은 방울이 있다. 기관총의 탄환이라고 생각하기 바란다. 아무리 많이 쏘더라도 계속해서 쏠 수 있다. 한편 식물원료로 만든 기존 건강보조식품은 탄환숫자가 적은 것이다.

왜냐하면 탄환의 크기가 굉장히 크기 때문이다. 거대한 대포의 탄환이라고 생각해 보자. 처음 수돗물에 닿았을 때에 한꺼번에 대포의 탄환을 쏴버리면 더 이상 쏠 탄환이 남아 있지 않게 된다. 환원력을 보았을 때는 기관총의 탄환도 대포의 탄환도 1개는 1개, 효과는 같은 것이다.

게다가 이렇게 한나절 동안 지속적으로 조금씩 수소를 방출하게 하는 것이 발명에 있어 가장 어려웠던 일이었다. 만약 수소가 한꺼번에 방출되어 버린다면 어떤 의미에서 수소폭탄이 되어 버리기 때문에……. 환원전위가 자꾸만 떨어지는 일도 없이 일정한 정도에서 유지되어야 한다.

일반적인 수산화나트륨과 같은 알칼리화제(化劑)와의 근본적인 차이가 여기에 있다. 수소의 방출이 『조금씩 장시간 지속적』으로 일어나는 것이야 말로 대단한 것이다.

아래는 시험관에 들어있는 물에 금속재질로 된 문구용 클립을 각 2개씩 넣어 3주간 동안 방치해 둔 사진이다. 왼쪽에서부터 수돗물만 있는 것, 코엔자임 Q10, 수소함유 소성 산호칼슘, 비타민 C를 각각 처음부터 넣어두었다.

수돗물에서는 24시간 이내, 염소를 제거한 정수에서도

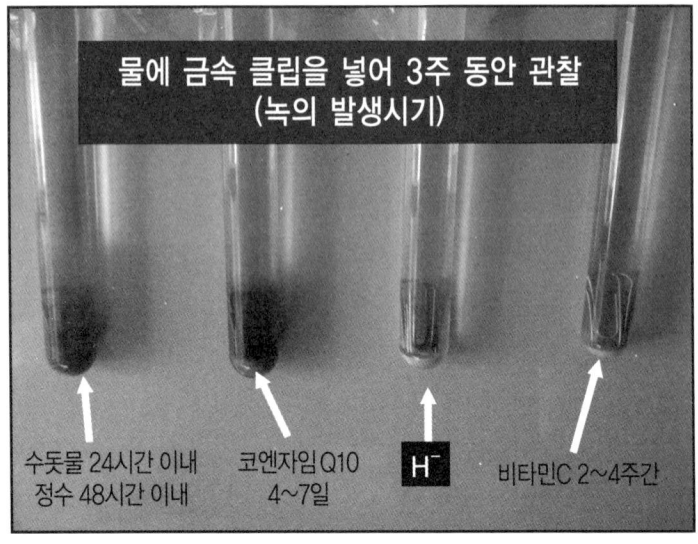

48시간 이내에 녹슬기 시작했다. 코엔자임 Q10을 넣은 것에서는 1주일 전후, 비타민 C를 넣은 것에서는 2~4주 경부터 녹슬기 시작했다.

한편 수소보존체를 넣은 것에서는 3주간은 물론 2달이 지난 시점에서도 녹은 발견되지 않았다. 아주 간단한 실험이기는 하지만 분자량에 비례하여 항산화력이 지속되고 있다는 사실을 쉽게 알 수 있다.

◉ 잘 알려진 수소의 효과

지금 수소의 효과가 널리 알려지기 시작했다.

이 책의 서두에서도 이야기 했지만, 2007년 5월 8일에는 일본 NHK TV 뉴스에서 1일 4~5회에 걸쳐 반복적으로 수소의 효과가 보도되었다.

일본의과대학 실험그룹이『수소가스가 활성산소 특히 독성이 많은 하이드록시라디칼을 강력 제거, 동물실험에서 뇌경색에 의한 손상을 절반으로 줄였다.』라고 하는 내용이다. 세계에서 가장 신뢰성 있는 의학잡지의 하나인 네이처 메디슨(Nature Medicine)에 게재된다고 하는 보도였다.

이 뉴스는 아침 5시부터 하룻동안 여러 차례나 보도되어 국정이나 세계정치 뉴스와 같은 수준으로 보도되었다.

건강관련 프로그램이나 버라이어티 프로그램에서 다루어진

것이 아니다. 또한 같은 날 여러 군데의 일본 전국 신문에서도 다루어졌다. 얼마나 획기적인 일이었는지 알 수 있을 것이다.

2007년 6월 8일과 9일에 일본 이즈모오오야시로(出雲大社)에서 개최된 일본뇌과학회에서는 히라마츠(平松), 타카하시(高橋), 오이카와(及川) 등이 실제로 수소보존체를 경구 투여한 실험용 쥐에서 뇌 내의 항산화작용이 확인되었다고 학회에 보고하였다.

그리고 2007년 7월 27일과 28일, 일본 야마가타(山形)현 사카타(酒田)시에서 개최된 노화촉진모델마우스(SAM ; Senescence Accelerated Mouse)연구협의회에서 오이카와, 타카하시, 히라마츠와 같은 연구보고를 하였다. 또한 뇌 내의 과산화지질의 양이 알츠하이머 등 치매와 밀접하게 관계한다는 것도 밝혀졌다.

수소라고 하는 간단한 소재가 미래 의료에 혁명적인 가능성을 제시하였다고 할 수 있다.

제 2 부
수소섭취 효과

▶나이토오 마레오

제3장
수소섭취 효과의 검증

5. 수소만 있으면 다른 건강식품은 필요 없다?

◉ 수소의 획기적인 작용

다시 반복하게 되는데, 수소는 다음과 같은 점에서 획기적인 작용을 한다.

① 수소는 세포에 전자를 공급하여 만병의 근원이 되고 있는 활성산소를 없애는 항산화작용. 수소는 생체에 있어 이상적이며 가장 강력한 항산화물질로 작용한다. 특히 수소는 활성산소 중에서도 가장 나쁜 하이드록시라디칼을 특이적으로 없애는 것이 확인되었다.

② 수소는 세포내 미토콘드리아에서 NAD^+와 긴밀히 결합하여 전자를 공급하고, 에너지인 ATP 생산성을 높여 세포를 활성화할 가능성이 있다.

따라서 피로와 노화를 개선할 수 있다. 또한 운동능력을

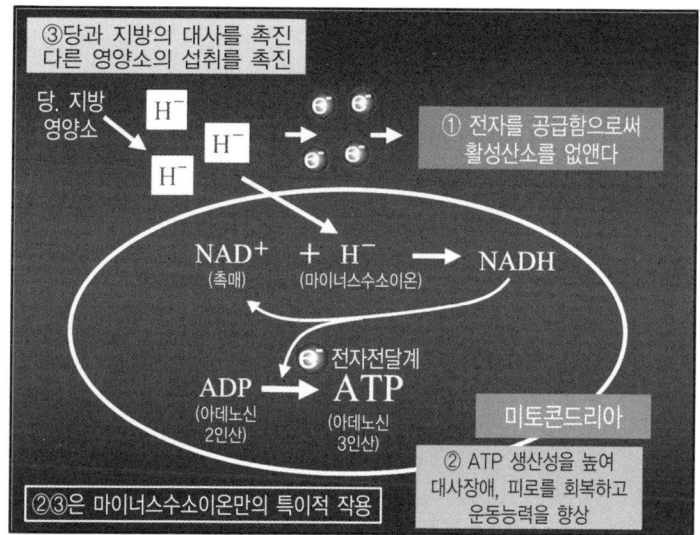

향상시킨다.

③ ②의 결과 당·지방이나 다른 영양소(특히 당사슬 등)의 섭취·대사를 촉진하고, 대사장애의 개선이나 다른 영양소의 효과를 높일 가능성이 있다.

특히, ②와 ③은 다른 항산화물질에서는 전혀 불가능한 수소 만의 특이 작용이다.

◉ 수소와 다른 영양소와의 상승효과

그러나 이상과 같은 설명을 하면 "수소보존체만 섭취하면 다른 건강식품은 필요없다."라고 잘못 생각하시는 분이 있을

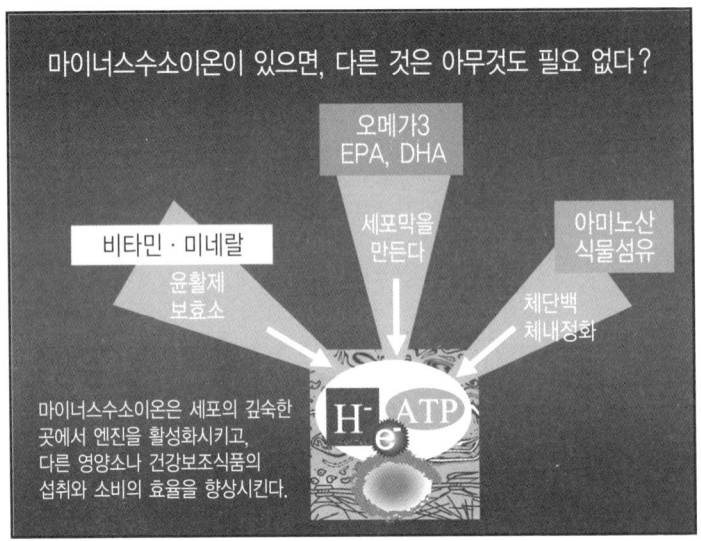

지도 모른다.

『잘못 생각한다고?』 그렇다. 잘못 생각하는 것이다.

확실히 강력한 활성산소 제거작용과 ATP 생산 활성화 작용은 다른 것에서는 찾아 볼 수 없는 훌륭한 작용이다.

자동차에 비유하자면 수소연료와 같은 것이다. 하지만 자동차의 엔진이나 자동차의 차체 그것은 여러분의 세포, 여러분의 몸인 것이다. 자동차도 아무리 엔진 성능이 뛰어나다고 하더라도 그것 만으로는 좋은 자동차라고 할 수 없을 것이다. 핸들도 브레이크도 연료의 성능도 다 좋아야 좋은 자동차라고 할 수 있는 것이다.

지금까지 여러분 자신이 마음에 드는 건강법이나 영양섭취

법, 건강보조식품 등이 있었을 것이다. 좋은 식사, 좋은 영양, 좋은 휴식을 취하기 바란다. 예를 들어 좋은 비타민이나 미네랄은 TCA 회로의 보효소로서 필요한 것이다.

오메가 3지방산 등 좋은 기름은 세포막의 지질 특히 뇌신경세포의 막에 필수적이기 때문에 임산부나 영유아에게는 꼭 필요하다. 아미노산이나 단백질은 몸을 만드는데 필요하며, 식물섬유는 몸을 정화하는데도 필요하다. 모두 필요한 것들이다.

지금까지 무슨 이야기를 했느냐 하면, "마이너스수소이온에 의한 전자공급과 ATP 활성화"는 세포의 깊숙한 곳에서 작용하여, 영양소 대사의 가장 마지막의 공통경로라고 하는 것이다. 이곳이 활성화되어 반복적으로 회전한다면 다른 영양소의 섭취나 소비도 점점 늘어나게 되는 것이다.

표현을 달리 하자면 수많은 "몸에 좋은 것"과 "수소"는 서로 협력하여 상승작용을 한다. 예를 들어 수소보존체를 섭취하면서 당사슬 성분의 건강보조식품을 섭취한다면 보다 더 좋은 효과를 볼 것이다. 길항(拮抗)작용 즉 서로 그 효과를 줄이는 작용을 하는 경우는 없다.

요즘은 정말 건강 붐으로 이것이 좋다 저것이 나쁘다 말들이 많지만, 이 건강보조식품과 저 건강보조식품 중 어느 것이 더 좋은가 나쁜가 하는 것과 같은 지금까지의 비교와는 전혀 차원이 다른, 모든 것의 기본이 되는 것이 『수소』다. 이른바

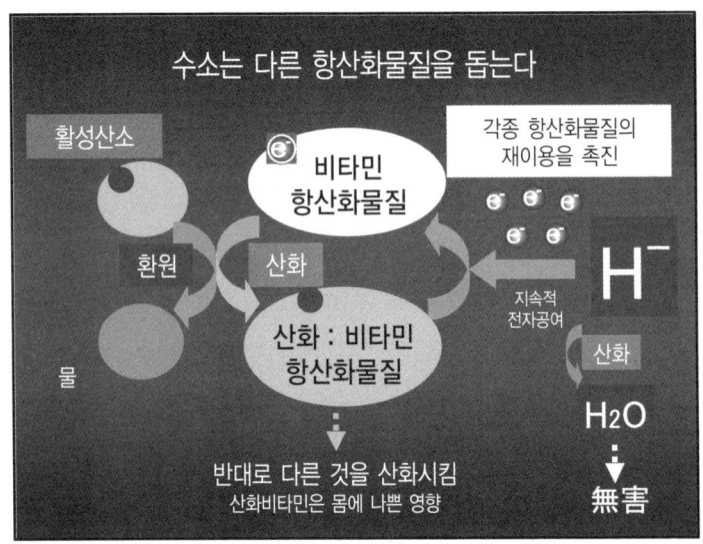

세포 속에서 수소연료로 엔진을 움직이게 하는 것과 같은 것이다.

◉ 수소는 다른 항산화물질을 돕는다

수소는 다른 항산화물질도 돕는다고 하는 사실이 가정되고 있다. 지금까지 비타민이나 항산화물질은 활성산소에 작용하여 환원시킨다고 하는 이야기를 해 왔다. 그렇다면 작용한 후 비타민이나 항산화물질은 어떻게 될까?

실은 상대방을 환원시키면 자신은 산화되어 버리고 만다. 어떤 의미에서는 희생하는 것이다. - 책 맨 뒤의 컬러사진 참조

그러나 산화된 비타민이나 항산화물질은 반대로 다른 것을 산화시켜 버릴 수 있기 때문에 몸에 좋지 않은 영향을 미칠 수도 있다. 질병의 근원이 될지도 모른다.

따라서 어떻게든 본래의 환원력이 있는 비타민과 항산화물질로 되돌리지 않으면 안 되는 것이다.

수소는 인체에 들어가 특이적으로 전자를 공여(供與)할 수 있기 때문에 이렇게 산화한 비타민이나 산화된 다른 항산화물질을 원래대로 되돌릴 수 있다고 생각된다. 즉, 수소는 단순히 그 자체가 활성산소를 없애는 것 뿐만 아니라 인체내에서 원래 항산화물질이었던 것들의 재 이용도 촉진하고 도와서 생명력이나 면역력을 높일 수 있는 것이다.

그렇지만 수소도 산화되어 나빠지지는 않을까? 걱정할 것 없다. 수소는 산화되더라도 물(H_2O)이 되기 때문에 오줌으로 배출 될 뿐 아무런 해가 없다.

이렇게 기존 몸의 메커니즘에도 수소는 협력적으로 작용하기 때문에 오랫동안 계속해서 섭취하는 것이야말로 중요하다.

6. 의학적 데이터

◉ 수소보존체는 어디까지나 건강을 보조하는 것

지금까지 수소에 관한 이론적인 이야기, 실험결과, 장래의 전망을 읽고 어떠한 느낌이 들었는가?

이제부터 소개할 것은 몸에 문제가 있어서 실제로 이 수소보존체를 섭취하고 어떠한 변화가 있었는지 의사(나이토오 마레오)가 본 리포트이다.

앞서 수소는 21세기의 클린에너지원으로 주목 받고 있다는 이야기를 했다. 또한 몸에 있어서도 수소는 너무나 훌륭한 에너지원이라는 것과 노화나 질병의 근원인 "활성산소"를 강력하게 제거하고, 동시에 ATP라고 하는 에너지 생산성을 높여 몸을 활기차게 해주는 물질로 당연히 몸에 좋다는 생각이

들었을 것이다.

다만 여러분들이 주의해야 할 것이 있다.

수소보존체는 "건강보조식품"이다. 의약품이 아니다.

일본에는 약사법이라고 하는 법률이 있어서 인가 받은 의약품 내지는 특정 건강보조식품 이외에 의사가 아닌 자가 그 효과와 효능을 주장해서는 안되게 되어 있다.

이 법률을 위반하면 그 제품의 좋고 나쁨에 관계없이 처벌을 받게 된다.

이것은 지금까지 질 나쁜 제품들이 많이 나돌아 피해를 입은 사람이 생겼기 때문이고, 전문가가 아닌 사람이 잘 알지도 못하면서 잘못된 의학적 설명을 하여 예기치 못한 결과를 초래했기 때문이다. 이 법률은 엄격히 지켜져야 한다.

소개해 드릴 내용은, 어떤 사례든지 수소보존체를 섭취한 후 어떠한 변화가 있었는지에 관한 개개인의 실례이며 "사실"이기 때문에 문제는 없다.

하지만 어디까지나 『섭취한 후에 이러한 변화가 있었다.』고 하는 시간적인 경과를 서술하고 있는 것 뿐이고, 본인이 어떻게 느끼고 있든지 수소보존체가 직접 작용하였는지 확정지을 수는 없다.

> **【내 용】**
>
> Ⅰ. **C형 간경변**에 대한 사용경험
>
> Ⅱ. 근에너지 부족에 대한 사용경험
>
> Ⅲ. **비만**에 대한 사용경험
>
> Ⅳ. **천식 · 아토피**에 대한 사용경험
>
> Ⅴ. **종양 · 암**에 대한 사용경험

또한 그 한가지 예를 가지고 같은 신체적 문제를 가지고 있는 사람에게 좋은지 아닌지를 말할 수는 없다. 아무쪼록 이 점을 잘 이해하여 어디까지나 자기책임으로 판단하길 바란다. 독자 여러분이 이 책에서 소개한 예를 타인에게 설명하여 권유하는 행위는 일본에서는 약사법에 저촉되기 때문에 어디까지나 자신이 참고하고 공부하는 것으로 해주었으면 한다.

소개할 내용은 많은 사람들이 고민하고 있는 질환을 크게 나누어서, Ⅰ. C형 간경변, Ⅱ. 근에너지 부족(심부전 · 근질환), Ⅲ. 비만 · 메타볼릭신드롬, Ⅳ. 천식 · 아토피라고 하는 알레르기성 질환, 그리고 마지막으로 Ⅴ. 종양·암에 대한 사용경험으로 하였다.

더욱이 여기에서 소개하는 사람들의 정보공개에 관해서는 본인이나 가족의 동의를 얻은 것이고, 개인정보 보호 관점에서 문제가 없다는 점을 미리 말씀 드린다. 그리고 보다 많은 사람에게 자신의 경험이나 체험을 전하고 싶다는 것이 사례를 제공하신 모든 분들의 희망이었다.

이 자리를 빌어 귀중한 신체정보를 제공해 주신데 대해 감사 드린다.

Ⅰ. C형 간경변에 대한 사용경험

【사례 1 : C형 간경변과 신장장해의 사례】

내가 담당했던 환자분으로서 수소보존체를 최초로 섭취한 분을 소개한다.

일본 군마현에 사시는 82세의 여성으로 내 친구의 어머님이다. C형 간경변, 간부전과 신장기능 장해를 가진 환자분이다. 40년 전에 자궁근종 수술로 수혈에 의한 C형 간경변을 10년 전부터 앓고 계셨다. 식도정맥류 파열도 겪은 적이 있다. 2006년 8월부터 식욕이 없어지고 몸 상태가 나빠져 가까운 병원에 입원하였다.

사례1 : C형 간경변과 신장장해의 사례

- 〔사례〕: 82세의 여성
- 〔주요증상〕: 부종 · 복수 · 전신권태감 · 식욕부진
- 〔병력〕: 10년 동안 C형 간경변. 식도정맥류파열. 2006년 8월 상기의 증상으로 가까운 종합병원에 입원했지만 좋아지지 않아, 2006년10월27일에 퇴원
- 〔경과〕: 요소질소(BUN) 67mg/dl, 혈청크레아틴 4.36mg/dl과 신부전상태로 다량의 복수와 간경변을 확인
- 10월 28일부터 가족의 희망으로 수소보존체를 섭취하기 시작
- 동시에 치료로서 간비호제(肝庇護劑, 보호제)를 주사 · 내복 · 이뇨제를 내복하였다.

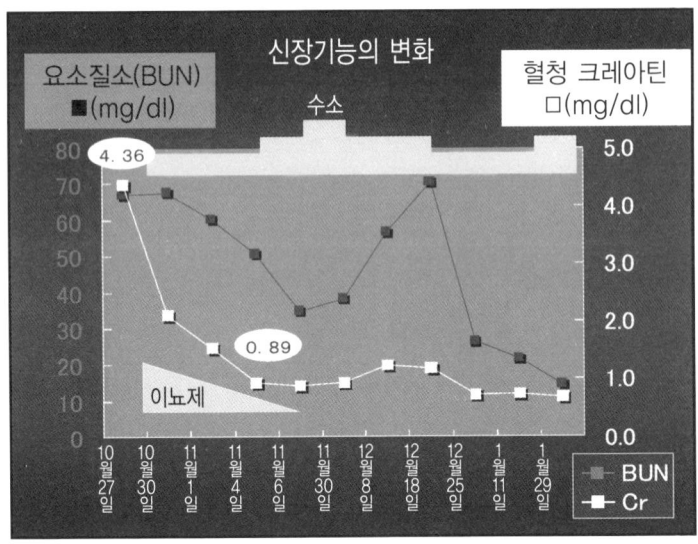

그 후 전신의 부종·복수·신장기능장해가 진행되고 의식도 나빠져 2006년 10월 27일에 퇴원하였다.

그러나 이미 신부전 상태로, 간경변 말기와 겹쳐 많은 복수로 배가 팽팽해진 상태였다. 본인과 가족의 희망으로 2006년 10월 28일부터 수소보존체를 섭취하기 시작했고 동시에 간비호제(肝庇護劑, 보호제)를 주사하고 내복했으며 이뇨제를 내복하였다.

(신장기능의 변화)

본인 병원 입원 후 신장기능의 변화이다.

입원했을 때 신장기능의 지표가 되는 혈청 크레아틴(Cr ; Creatine)치는 4.36mg/dl였는데 이는 정상치의 5배정도로 신부전 상태였다. 환자의 연령을 감안했을 때 남은 수명은 2~3주 정도로 여겨졌다. 가족의 희망으로 2006년 10월 28일부터 수소보존체를 섭취하기 시작했다. 그러자 그래프에서 볼 수 있듯이 크레아틴 수치는 점점 떨어지기 시작해, 11월 6일에는 0.89mg/dl가 되어 숫자상으로는 거의 정상치가 되었으며, 그 후로 계속해서 그 상태가 유지되었다. 실제 이 환자분은 입원 시에는 의식도 뚜렷하지 않은 상태였는데 입원 2주 후에는 앉아서 식사를 할 정도로 많이 회복되었다.

(복부 CT : 복수의 변화)

다만 2주가 지나도 다량의 복수에는 커다란 변화가 없었다. 이뇨제와 간비호제의 링거, 복수의 천자흡인(穿刺吸引)도 실시했지만 빼내면 다시 차는 식의 반복이었다. 2주가 지나 식사를 하게 되었을 때에도 복수에는 큰 변화가 없었다. 그러나 1개월 반이 경과하자 복수는 없어져 버렸다.

게다가 이뇨제는 중도에 중지한 상태였고, 이 시점에서는 일절 이뇨제도 사용하고 있지 않았다. 2007년 1월에는 외박도 가능해져 재활치료 후 보행도 가능하게 되었고, 4월에는 퇴원하였다. - 책 맨 뒤의 컬러사진 참조

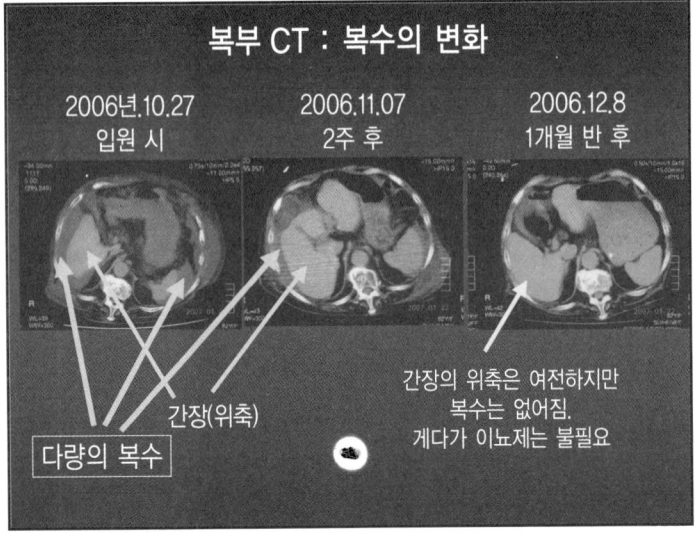

(간 기능의 변화)

GOT는 글루타민산 옥살로 초산 트랜스아미나아제라는 효소의 약칭으로 정상치는 30단위 이하이고, GPT는 글루타민산 피르빈산 트랜스 아미나아제라는 효소의 약칭으로 정상치는 25단위 이하이다. 간 기능의 데이터 추이를 나타낸 그래프가 있다. GOT, GPT라고 하는 간세포 효소는 미세한 증감은 있지만 전체적으로 현저하게 감소 개선되었다.

〈비대상기(非代償期)의 간경변의 경우, 간세포효소는 고갈되어버려 간세포효소의 증감이 병의 성쇠와 일치하지 않는 경우도 있기 때문에 주의가 필요하다. 만성간염기와 관점의 차이가 여기에 있다. 즉 만성간염 시기에 효소는 병의 경과가 좋고 나쁨의 지표가

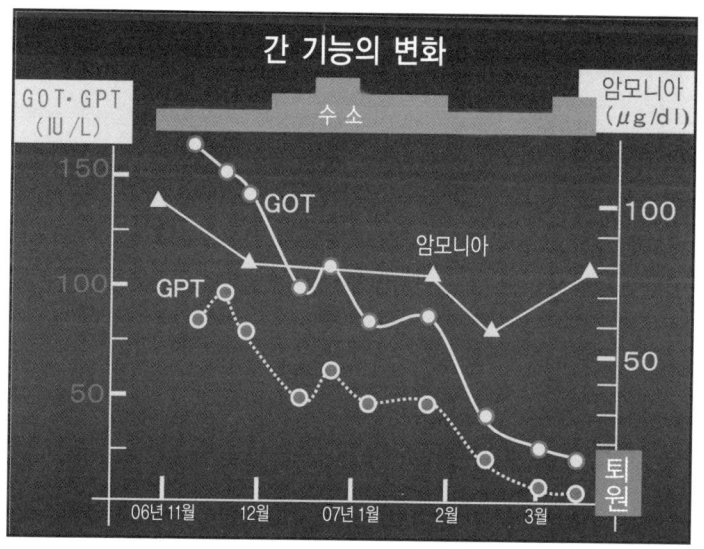

되지만 간경변이 진행되면 오히려 효소는 낮은 값을 보이는 경우가 많아, 참고가 되지 않는 경우가 있다.〉

간부전의 지표인 암모니아는 그다지 변화하지 않았지만 이것은 나중에 병세의 개선과 함께 식욕이 증가하고 암모니아의 재료가 증가하였기 때문이라고 생각된다.

이상으로 고령의 간경변, 신장장해의 환자분으로 수소보존체를 섭취한 후 극적으로 병세가 호전된 사례를 소개하였다.

이 사례의 결과를 가지고 투석을 해야 할 신부전 환자가 좋아진다든가, 하물며 투석하고 있는 환자가 투석을 중단할 수 있다고 하는 가능성은 전혀 없다고 생각하기 바란다. 이 사례의 신부전은 간경변과 활성산소가 관련되어서 생긴 "간신증후군(肝腎症候群)"의 일종이라고 생각되며 그 결과 수소가 주효했다고 생각된다.

또한 간경변은 간장의 세포가 감소하여 조직이 섬유화되어 버리는 불가역적(不可逆的)인 상태이기 때문에 간경변 자체가 좋게 될 가능성도 없다고 생각한다. 그러나 다량의 복수가 없어진 것도 또한 사실이다. 잔존하는 간세포에 대해 뭔가 활성산소나 에너지대사가 관련하는 기능적인 부분을 개선한 결과라고 생각한다.

이 환자는 2007년 4월부터 직접 걸어서 외래 진료를 받으러 온다. 자택 내에서도 걸어서 일상생활을 영위한다고 하며 식사도 맛있게 잘 한다고 한다. 정말로 놀라운 결과였다.

> ### 사례 2 : 비대상기(非代償期)의 C형 간경변의 사례
>
> - 〔사례〕: 57세의 남성
> - 〔주요증상〕: 부종 · 복수 · 발열
> - 〔병력〕: 초등학교 5학년 때 교통사고 외상으로 수술 시 수혈. 37세에 C형간염 발병. 그 후 간보호제의 내복 · 주사 · 인터페론 치료를 함.
> - 인터페론 주사를 주3회 6개월 동안 맞은 후 일시적으로 간기능이 정상화되었지만, 3개월 후에는 다시 더 악화됨.
> - 그 후에도 간기능은 점점 저하하고, 간경변으로 이행. 부종과 복수, 암모니아 증가와 간성뇌증, 식도정맥류, 혈소판감소, 발열과 싸워옴.
> - 여러가지 건강식품을 먹어보아도 효과는 좋지 않았고, 2006년 8월부터 수소를 섭취

【사례 2 : 비대상기(非代償期)의 C형 간경변의 사례】

두번째 사례는 57세 남성으로 비대상기의 C형 간경변 환자이다. 내가 직접 담당한 환자는 아니지만 자신의 체험이 도움이 되었으면 한다는 뜻을 스스로 밝혀 오셨다.

초등학교 5학년 때 교통사고 외상으로 수술 시 수혈을 받았고, 37세 때 C형 간염이 발병했다. 그 후 간보호제의 내복과 주사 · 인터페론(Interferon ; 바이러스 증식억제 물질) 치료를 해왔다. 인터페론 주사는 주3회로 6개월 동안 실시 한 후 일시적으로 간기능이 정상화되었지만, 그로부터 3개월 후에는 증상이 더욱더 악화되어 버렸다고 한다.

간기능은 점점 저하하여 간경변으로 되었다. 부종·복수·암모니아의 증가와 간성뇌증(肝性腦症), 식도정맥류, 혈소판 감소, 발열 등 여러가지 증상과 싸워 왔다.

이러한 가운데 여러가지 종류의 건강식품을 먹어보았지만 효과는 좋지 못하였다. 2006년 8월부터 수소보존체를 섭취하기 시작했다.

(간 기능의 변화)

수소보존체의 섭취개시 전후 경과의 추이이다.

GOT, GPT라고 하는 간 효소는 160/100 IU/L 정도에서 75/50정도까지 현저하게 떨어져 안정적이 되었다. (정상

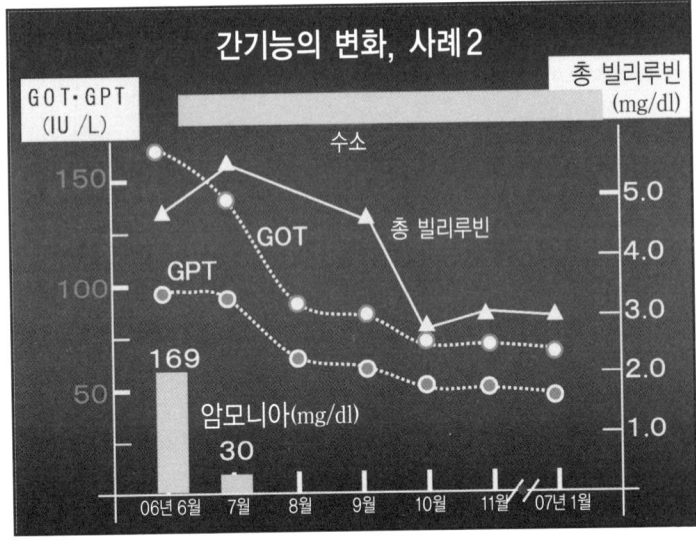

치는 30/25 이하) 총 빌리루빈(Bilirubin) 황달수치도 5mg/dl에서 3 전후로 저하하였다. 암모니아는 2회 밖에 측정하지 못했지만 역시 현저하게 개선되었다.

그리고 복수도 완전히 없어지고 이뇨제의 복용도 중지했다고 한다. 그리고 무엇보다 몸 상태가 좋아져 피로함과 발열이 없어지고 활기차게 되었다고 한다.

(간은 인체의 생화학공장)

간장은 인체의 생화학공장으로 필요한 영양소를 분해·합성하는 장기이다. 간경변이란 간 세포가 감소하고 조직이 섬유화하여 통상적인 간기능을 수행할 수 없게 된 상태를 말한다.

최근에는 특히 C형 간염 바이러스에 의한 C형 간경변이 증가하고 있다. 간경변이 진행하여 복수 등이 생기는 비대상기가 되면 일반적인 영양제로는 효과를 볼 수 없게 되는 것이 보통이다.

왜 수소보존체를 섭취한 후에 개선되었을까? 이것은 추측의 단계를 넘지 못하지만 하퍼 생화학 책을 보면, 『간에서는 당질·지방산·아미노산의 모든 산화반응과 기타 생체에 필요한 합성반응이 모두 일어나고 있고, 급성간염이나 간경변으로 대부분의 간세포가 상처를 입었다든지 섬유화 되어버린 경우에는 피해가 아주 커진다』고 쓰여있다. 즉 여러가지 효소가 활발하게 작용하여 다량으로 ATP를 생산하고 동시에 소비하고 있는 장소이기도 하다는 것이다. 즉 수소가 가장 효과적으로 작용할 수 있는 장소가 간일지도 모른다.

Ⅱ. 근에너지 부족에 대한 사용경험

앞에서도 이야기했듯이 마이너스수소이온은 전자를 공급하고, 강력한 활성산소를 제거하는 것 외에 미토콘드리아에서 NAD$^+$와 함께 전자를 공급, 에너지인 ATP 생산성을 높여 세포를 활성화한다고 여겨진다. 만약 근육(심장이나 골격근)의 에너지 부족을 조금이라고 해소할 수 있다면 어떠한 가능성을 생각할 수 있을까?

앞에서 생체 세포의 공통 에너지가 되고 있다고 이야기한 ATP(아데노신 3인산)는 실제 의료현장에서 주사제제(注射製劑)나 내복약으로도 사용되고 있다.

그 효과효능(의약품이기 때문에 효과효능이라고 표현한다)에는 놀랍게도 심부전(心不全), 근위축증과 그 관련질환(類緣疾患), 진행성척수성근위축증(進行性脊髓性筋萎縮症)과 그 관련질환, 만성간질환 등 현재까지 해결책이 적은 난치병이 포함되어 있다. 그리고 이 효과효능은 30년 전부터 인정받은 것이다.

즉, 근육세포의 에너지이기도 한 ATP를 다량으로 질환부위에 투여할 수 있다면, 이식할 수 밖에 없는 확장형심근증(擴張型心筋症)이나 치료법이 없는 근위축증, 진행성척수성근위축증이라고 하는 난치병이 조금이나마 개선될 가능성이 있는 것은 아닐까 하고 생각할 수 있다.

(몸무게 50kg의 사람이 하루 50kg의 ATP를 생산한다고 했을 때, 1% 생산이 증가하면?)

그러나 실제로는 이러한 질병을 ATP로 개선했다고 하는 보고를 들은 적이 없다. 무엇이 문제일까? 나는 ATP의 양이 문제라고 생각한다. 앞에서 이야기했듯이 생체에서의 ATP 생산은 매일 자신의 몸무게 정도라고 했다. 1개에 10mg~20mg 정도하는 ATP 제제(製劑)를 아무리 주사한다고 한들 그 양이 너무 부족한 것이다.

즉 체중이 50kg인 사람이 1% ATP 생산이 많아진다고 하면 500g의 ATP가 증가하게 되는데, 10mg의 주사로는 5만 대에 해당하는 양이다. 0.1%라고 해도 5천 대의 주사에 해당한다. 이렇게 많이 주사를 맞을 수는 없다.

체외로부터 에너지로서 ATP를 보충한다는 것은 불가능한 것이다.

그렇다면 어떻게 하는 것이 좋을까?

ATP
(Inj.)
ATP
ATP
30년 전부터 하기의 질환에 대한
ATP의 효과, 유효성은 확인되고 있다.
• 심부전
• 근디스트로피
• 진행성척수성근위축증
• 만성간질환
심근이나 골격근의 에너지 생산장해에
효과가 있을 가능성이 있다.
(예) • 이식할 수 밖에 없는 확장형심근증
• 치료법이 없는 근디스트로피
• 진행성척수성근위축증
등에서 가능성이 있는 것은 아닐까!

몸무게 50kg의 사람이 하루 50kg의
ATP를 생산한다고 했을 때 1% 생산이 증가하면?
=500g(0. 5Kg)
ATP
ATP
ATP
1앰플 10mg의 주사로 바꾸면
= 5만앰플에 해당
• 체외에서 ATP를 보충하는 것은 불가능
• 체내에서 자신의 ATP 생산을 늘리는 수
밖에 없다.
수소의 가능성

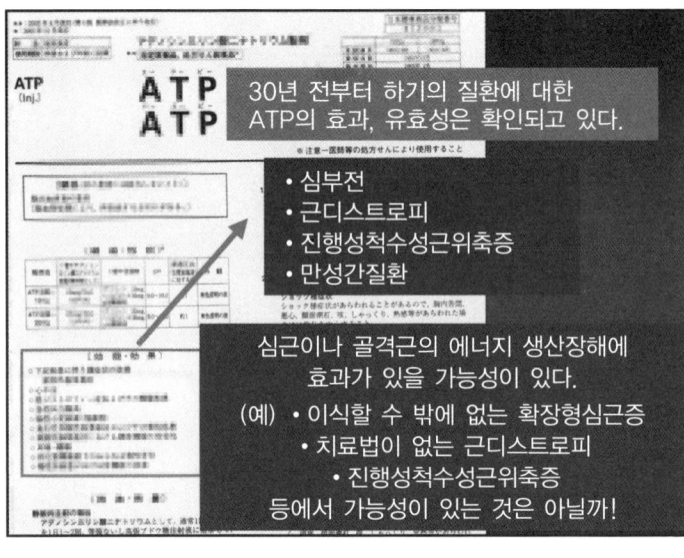

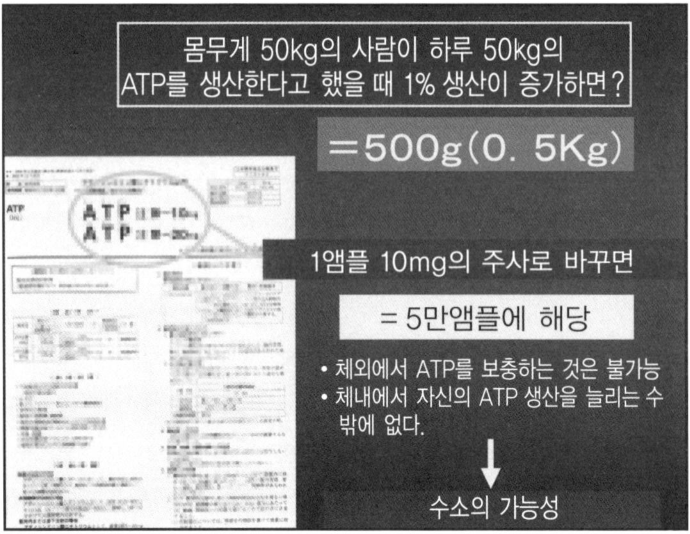

체내에서 스스로 ATP를 만들어 내면 되는 게 아닌가? 마이너스수소이온을 직접 미토콘드리아에 공급할 수 있다면 이것이 가능해 질 것이다.

【사례 1 : 중증심부전(重症心不全)·협심증(狹心症)의 혈액투석환자의 사례】

첫번째 예는 중증의 심부전으로 혈액투석을 하고 있는 분이다.

62세 남성으로 1997년부터 고혈압 환자에게서 보이는 신장장해인 신경화증(腎硬化症)으로 혈액투석을 하였다.

1999년부터 협심증 발병.

2004년 대학병원에서 심장의 관동맥 우회 수술을 받았다. 이때부터 전신 동맥경화가 심해져서 하지(下肢, 다리)의 폐쇄성동맥경화증(閉鎖性動脈硬化症)도 발병하였다.

2006년 11월에 불안정협심증 상태로 재입원. 11월 21일 심장 카테더(Catheter) 검사를 받고 관동맥의 협착부에 스턴트(Stent ; 협착방지용 튜브)를 삽입하였다.

그 후 일시적으로 상태가 좋아졌지만, 12월 3일부터 혈압상승과 함께 다시 심부전상태가 되었다. 이즈음부터 수소보존체를 섭취하기 시작하였다.

사례1 : 중증심부전 · 협심증의 혈액투석환자의 사례

- (사례) : 62세의 남성
- (주요증상) : 가슴통증, 호흡곤란
- (병력) : 1997년부터 신경화증으로 혈액투석실시. 1999년부터 협심증. 2004년 대학병원에서 심장우회수술. 이때부터 전신의 동맥경화가 심해져 하지의 폐쇄성동맥경화증도 발병. 2006년 11월에 불안정협심증 상태로 재입원. 11월21일 심장 카테더검사를 실시하여, 스턴트 삽입.
일시적으로 나아지기도 하였으나, 12월3일부터 혈압상승과 함께 다시 심부전 상태. 이때부터 수소를 섭취하기 시작

그 당시의 흉부 X레이 사진(다음페이지 윗사진)이다. 폐울혈(肺鬱血)(심부전) 상태이다. 그 후 투석으로 제수(除水 ; 혈액 중의 수분을 제거하는 것)하여 심부전은 한때 개선되었지만 12월 2일 부정맥과 함께 다시 심부전상태가 되었다.

그 후 일시적으로 상태가 위험해질 정도의 난치성 심부전이 계속 되었지만 점차 부정맥과 심부전이 개선되어 2007년 2월 3일에 퇴원. 2007년 10월 현재에도 투석을 하러 병원에 혼자서 오시고 있다. 혈압이 내려간다든지 여러가지 과정이 많았지만 심부전은 나아지고 있다.

시간은 걸렸지만 수소보존체를 섭취하고 나서 명백하게 좋은 방향으로 나아졌고 지금도 계속 상태가 호전되고 있다.

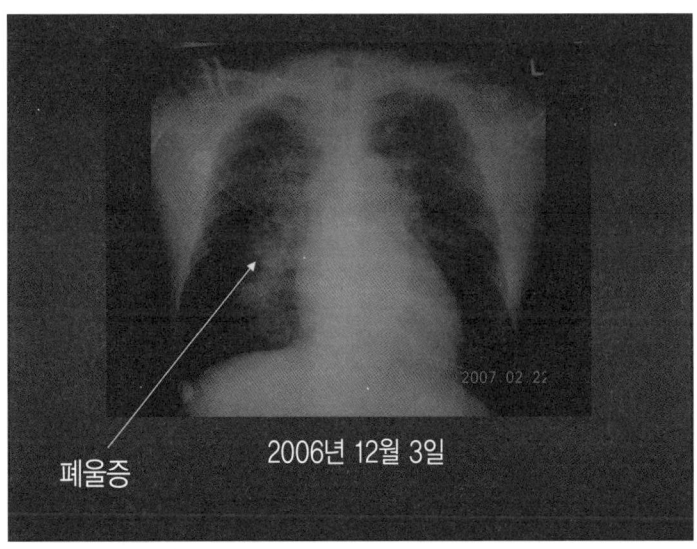

폐울증

2006년 12월 3일

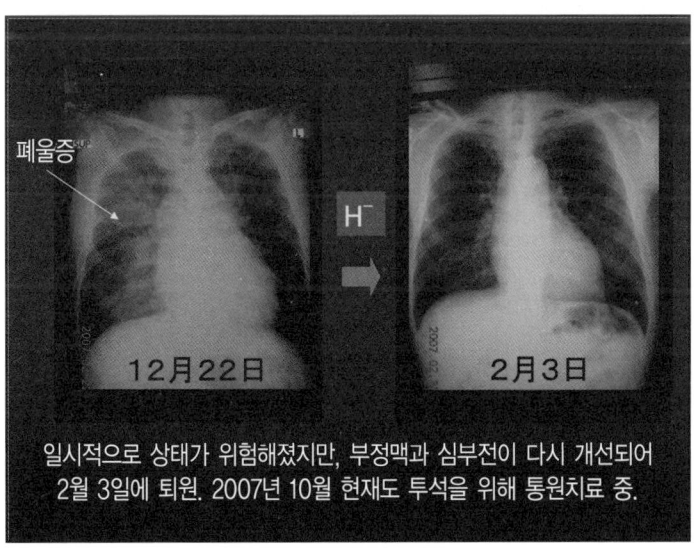

폐울증

12月22日 → H⁻ → 2月3日

일시적으로 상태가 위험해졌지만, 부정맥과 심부전이 다시 개선되어 2월 3일에 퇴원. 2007년 10월 현재도 투석을 위해 통원치료 중.

주의 : 혈액투석 환자는 칼슘제를 비롯한 다량의 약을 복용하고 있는 경우가 많고, 산호칼슘이 영향을 미치는 경우도 있을 수 있다고 생각된다. 산호칼슘은 보통사람은 식품으로 섭취해도 아무런 문제가 없지만, 혈액투석을 받고 있는 사람은 의사의 관리하에 충분한 주의가 필요하다.

【사례 2 : 근디스트로피(근위축증) 관련질환 사례(소개)】

근디스트로피는 나의 전문분야가 아니고 실제로 수소보존체를 섭취하신 환자의 데이터도 아직 적은 것이 사실이다.

이 분은 50세의 남성으로 근디스트로피의 관련질환인 구척수성근위축증(球脊髓性筋萎縮症)을 앓고 있어 다리를 질질 끄는 등 보행상태가 좋지 못했다.

사례2: 근디스트로피(근위축증) 관련질환 사례 (소개)

50세의 남성.
근디스트로피의 관련질환 (구척수성근위축증)
다리를 질질 끌며 보행 곤란상태
수소섭취 개시 후 다리가 위로 올라와
걸음걸이가 훨씬 부드러워졌다.

수소보존체를 섭취하기 시작한 후 질질 끌리던 다리가 위로 올라와 걸음걸이가 훨씬 부드러워졌다고 하는 연락을 받았다.

이 외에도 자세한 보고는 이루어지지 않았지만 근디스트로피로 인해 휠체어 생활을 하시던 분이 피로의 정도가 눈에 띄게 나아져 몸이 가벼워졌다고 하는 보고를 받았다.

앞으로 더욱 더 많은 사례를 모으는 등 검토가 필요하다고 생각한다.

Ⅲ. 비만에 대한 사용경험

최근 메타볼릭신드롬(Metabolic syndrome ; 대사증후군)과 그 위험이 아주 많이 보도되고 있다. 누구든지 한번쯤은 메타볼릭신드롬이라는 말을 들어본 적이 있을 것이다. 이 메타볼릭신드롬은 내장, 특히 장간막(腸間膜)이라고 하는 장 주변의 복막에 붙은 내장지방이 원인이 되어 일어나는 증후군이다.

비만에는 이 내장지방이 비대한 내장지방형 비만과 피하지방이 늘어나는 피하지방형 비만으로 나눌 수 있다. 피하지방은 그냥 외관상 문제만 일을 뿐 건강에 그다지 나쁘지는 않지만, 내장지방은 다르다. 즉 많아진 내장지방은 좋지 않은 아디포싸이토카인(Adipocytokine)이라고 하는 여러가지의 인자를 분비하여 고지혈증, 고혈압, 당뇨병을 촉진하며 동맥경화를 더욱더 악화시킨다.

『죽음의 4중주』라고 하는 이야기를 들은 적이 있는가? 4중주란 아름다운 음악이지만 죽음의 4중주가 되면 큰일이다. 이것은 고혈압+비만+고혈당+고지혈증 4가지를 한꺼번에 앓고 있는 상태이다. 한가지도 없는 사람과 비교해보면 심근경색의 위험은 30배 이상에 달한다는 보고가 있다.

의학적으로 효과적인 다이어트란 내장지방을 줄이는 것이다.

마이너스수소이온은 세포 내 미토콘드리아의 에너지 생산계(生産系)를 자극하여 원료인 중성지방의 섭취와 소비도 활성화시킨다고 생각되기 때문에 이 내장지방을 감소시키는데 있어 좋은 방향으로 작용할 가능성이 있다. 그 실제적인 사례를 한번 살펴보자.

【사례 : 불임치료 후 호르몬 밸런스 이상에 의한 극도의 비만 예】

40세의 여성으로 불임치료 후 호르몬 밸런스 이상으로 극도의 비만이 되어 고생하고 있던 분이다. 원래 체중이 60kg 정도였는데 최고 130kg 정도까지 된 적이 있다고 하니 체중이 2배 이상으로 늘어난 셈이다. 2006년 6월의 체중이

불임치료 후 호르몬밸런스 이상에 의한 극도의 비만 예

신장 170 cm, 체중 111 kg
(표준체중: 63.6 kg)
배꼽주변 허리둘레 130.5 cm
BMI : 38.41
(2006년 6월)

	2006년 6월	2006년 10월	2007년 5월
	엄격한 식사 조절		
		수소 섭취	
체중	111kg	99kg	86kg
A1C (<5.7)	9.5% −12Kg	6.2% −13Kg	5.5%
요산 (mg/dl)	8.0	6.3	6.3
내장지방 (<100㎠)	241㎠	196㎠	86㎠
피하지방	612㎠	547㎠	409㎠

111kg, 배꼽 주변의 허리둘레가 130.5cm, BMI(Body Mass Index, 체질량지수 정상 25이하)는 38.41로 극도로 비만인 상태였다.

(엄격한 식사조절)

2006년 6월 단계에서 당화혈색소 A1C라고 하는 당뇨병의 지표(정상치 5.7%이하)는 9.5%로, 완전한 당뇨병 범위였으며, 요산치(尿酸値)도 8.0mg/dl로 고요산혈증(高尿酸血症)의 상태였다.

FATSCAN이라고 하는 CT를 이용한 화상해석(畵像解析)에서 내장지방은 241㎠(100㎠ 이하가 정상)를 나타내 정상의 2.5배 정도로 증가해 있는 상태였다. 피하지방의 정상범위는 명확하게 규정되어 있지 않지만 대체적으로 200㎠ 이하이다. 피하지방도 612㎠로 정상의 3배 정도 였다.

즉시 당질을 피한 식사를 중심으로 한 엄격한 다이어트를 지도하기 시작해 2006년 10월에는 몸무게가 99kg으로 12kg 감량에 성공했다.

이에 따라 A1C는 6.2%로 정상에 가까워졌고 요산치도 6.3mg/dl로 개선되었다. 그러나 내장지방은 196㎠로 별로 감소하지 않았다. 또한 다이어트도 정체상태에 빠지게 되고 요요현상도 나타나서 더 이상 진전이 없었다. 미용적으로도 외견상 그다지 변화가 없었다.

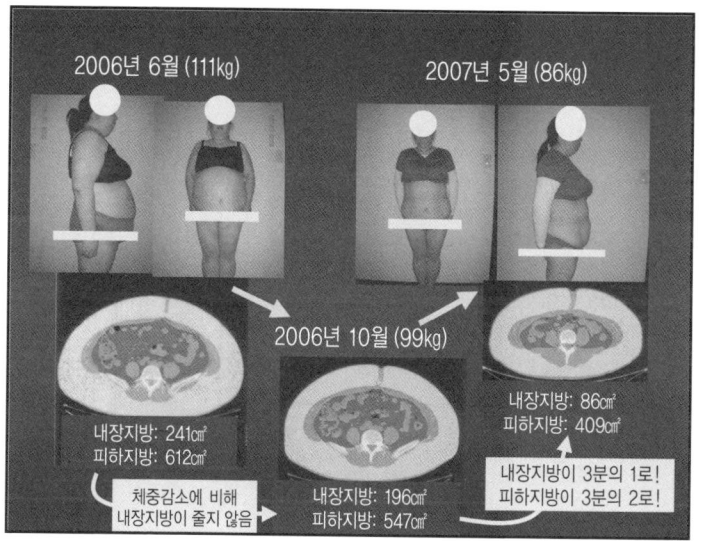

하지만 2006년 11월부터 수소보존체를 섭취했더니 또다시 체중이 감소하여 2007년 5월에는 86kg이 되어 13kg의 감량에 성공했으며, A1C는 5.5%로 정상이 되었다. 정말 놀랄만한 일은 그 다음에 일어났다.

다시 한번 FATSCAN으로 내장지방을 조사해 보았더니, 2006년 10월에는 그다지 줄지 않았던 내장지방이 86㎠로 되어 처음의 3분의 1 수준으로 현저하게 감소하여 정상범위가 된 것이다. CT 사진을 보면 알겠지만 전혀 다른 사람이라고 생각되는 사진이다. 피하지방도 409㎠로 거의 3분의 2로 감소했다. - 책 맨 뒤의 컬러사진 참조

본인의 과감한(?) 호의로 사진도 게재하였다. 허리선이 확

실하게 드러나고 턱선도 살아나 여성스러움을 되찾았다며 아주 행복해 했다.

이와 같이 마이너스수소이온은 세포의 엔진인 미토콘드리아의 TCA 회로를 활성화하고, 지방을 받아들여 대사(代謝)하기 위해 내장지방의 연소를 효율화할 가능성이 있는 것이다.

> 주의 : 수소보존체를 섭취해도 살이 빠지지 않는다 라고 하시는 분이 종종 있다. 수소는 몸 상태를 개선하고 식욕도 증진시키는 경우가 많다. 그냥 마음대로 음식을 먹으면 아무리 수소를 보충하더라도 『수소보존체를 먹는 것 치고는 살이 빠지지 않는』 것으로 끝나버린다. 다이어트의 전제조건은 제대로 된 식사조절이 절대적으로 필요하다. 특히 탄수화물, 당질을 피하는 것이 포인트다. 지금 다시 한번 자기자신의 식생활을 되돌아 보기 바란다.

2007년의 일본 내과학회총회에서는 『메타볼릭신드롬에 있어 산화스트레스가 여러가지의 장기장해(臟器障害)를 촉진시키고 있고, 장기장해를 방지하기 위해서는 식사 등 생활습관을 개선함과 동시에, 부작용이 없는 항산화약(抗酸化藥)의 개발이 요구된다』라고 하는 발표가 있었다. 수소보존체는 이것에 딱 맞아 떨어지는 건강식품이라고 생각된다.

Ⅳ. 천식・아토피에 대한 사용경험

최근 증가일로에 있는 알레르기성 질환에 있어서의 사용경험이다. 알레르기는 아이들에게서 흔히 나타나는 질병이라고 생각되었지만, 화학물질의 범람과 전자파, 스트레스 등 여러 가지 복합적인 요인으로 지금은 수많은 어른들도 고생하고 있다. 활성산소는 이 질병에 대해서도 커다란 원인 제공을 하고 있다고 생각된다.

【사례 1 : 오랜 기간 계속되어온 기관지 천식 사례】

20년 이상 기관지 천식을 앓아온 80세 남성 환자이다.

사례 1 : 오랜 기간 계속되어온 기관지 천식 사례

- [사례] : 80세의 남성
- [주요증상] : 20년간 계속된 기관지천식으로
  프레드니솔론(Prednisolone ; PSL)을 발작 시에만 복용
  2006년 12월부터 수소 섭취 시작

  혈액산소포화도(SaO_2),
  피크플로(Peak Flow ; 최대순간호기류량 最大瞬間呼氣流量),
  PSL 내복량을 섭취 전후로 비교했다.

부신피질 호르몬 제제인 프레드니솔론(PSL)을 발작 시 며칠 간 돈복(필요할 때 한번만 복용함)하는 방법으로 지금까지 천식을 조절해 왔다. 기압, 온도 등 기후에 좌우되어 월 1회정도는 천식 발작이 일어났다.

2006년 12월부터 수소보존체를 섭취하기 시작했다.

이 환자분은 경제계의 요직에도 있었고 아주 꼼꼼하신 분으로 스스로 검사기계도 구입하여 매일 혈액 산소포화도(血液酸素飽和度)와 피크플로 수치, 복용한 약을 기록하셨다. 그 기록을 보여주셔서 수소보존체의 섭취 전후로 어떠한 변화가 있었는지를 알 수 있었다.

혈액 산소포화도(SaO_2)는 평균 95% 이하였던 것이 수소보존체를 섭취한 후에 97% 정도로 의미있게 증가했다. 호흡기능을 나타내는 피크플로 수치도 수소보존체 섭취 후 계속해서 20L/분 정도 증가했다. 통계상 이것들은 의미있는 변화였다.

또한 여기에서는 잘 나타나 있지 않지만 피크플로 수치도 수소보존체 섭취 후에는 변화량이 적어져 호흡상태가 안정적으로 되었다는 사실을 알았다.

평균 PSL 복용량, 마침 기록을 해두었던 수첩에는 3주간 동안의 복용량 뿐이었기 때문에 이를 비교하면, 섭취 전 3개

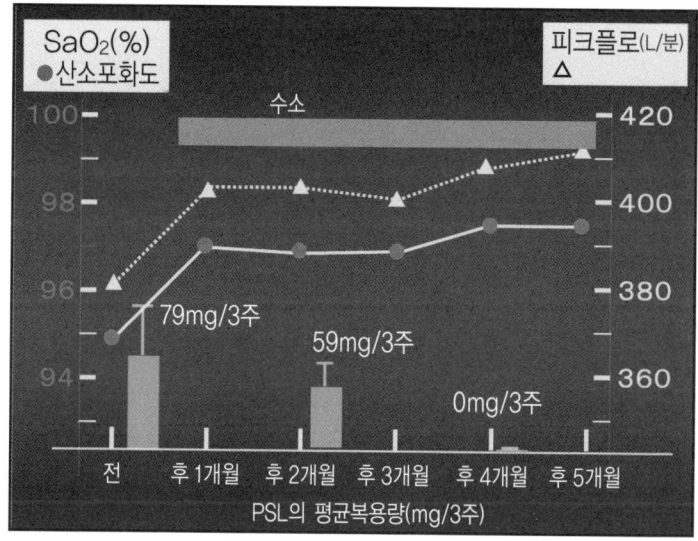

월 간은 3주 동안 평균 79mg을, 수소보존체 섭취 후 3개월 간은 3주 동안 평균 59mg으로 현저하게 감소하였다.

게다가 섭취를 시작한 것은 2006년 12월로 이 데이터는 통상적으로 천식이 악화되기 쉬운 12월~2월에 걸쳐 조사한 것이다. 특히 일본에서 2007년 초는 기후가 매우 불안정했기 때문에 천식이 악화된 환자가 많았던 기억이 있다.

그런 가운데에서도 개선된 증상이 나타난 것은 놀라운 일이다. 더욱이 산소포화도나 피크플로 수치는 상승하였고, 특히 수소보존체 섭취 3개월 후에는 한번도 PSL을 복용하지 않게 되었다.

주의 : '수소를 섭취했는데 아무런 변화도 없다. 발작이 일어났다. 검사데이터가 나빠졌다' 라고 하는 분이 가끔 있다. 기관지천식과 같은 질병에는 반드시 변동이 있다. 이 환자도 1회 1회의 발작만을 본다면『섭취하고 있는데 발작이 일어났다』고 할 수도 있을 것이다. 하지만 정확한 데이터를 남긴 기간의 통계를 보면 명확하게 개선되었다(이것은 사실이기 때문에 아주 정확한 것이다). 수소보존체는 마법의 약이 아니다. 아무리 생체의 기본 메커니즘에 작용할 수 있다고 하더라도 인간의 신체는 복잡하고, 여러가지 요인에 영향을 받는다. 어느 정도의 기간을 가지고 데이터를 작성하여 검토해 보는 과학적인 태도가 필요하다고 생각한다. 또한 천식 발작 시에는 생명까지 위험한 질병이다. 반드시 의사의 관찰이 필요하기 때문에 스스로 판단하지 않기 바란다.

【사례 2 : 선천성 표피 수포증(+아토피성 피부염)의 사례】

다음의 사례는 가장 중증의 피부질환을 기본으로 아토피성 피부염도 함께 앓은 4세의 여자아이이다. 출생 시 피부의 결손이 있어 유전자 진단으로 열성영양장해형(劣性榮養障害型)의 선천성표피수포증(先天性表皮水疱症)으로 진단받았다. 보통 사람들은 들어보지도 못한 병명일 것이다.

인간의 피부는 표피가 진피의 콜라겐 섬유로 고정되어 있지만 선천성표피수포증은 유전자 이상으로 인해 그 콜라겐이 잘 만들어지지 않아 표피와 진피의 접착이 불완전하여 아주 작은 힘에도 표피가 벗겨져 버리는 질병이다.

사례 2 : 선천성 표피수포증(+아토피성 피부염)의 사례

4세 여아. 출생 시 사지말단의 피부결손이 있어 유전자 검사로 선천성 표피수포증이라고 진단받음.
가려움이 대단히 심해, 취침 중, 손이 닿는 범위의 피부를 너무 심하게 긁어대 증상을 악화시켰다.

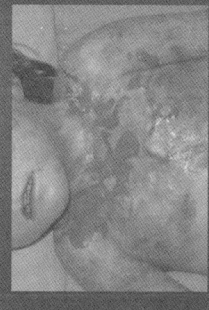

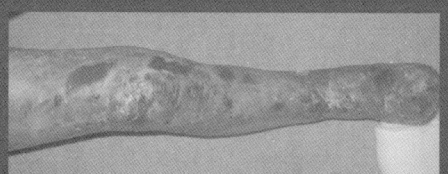

빈번한 출혈, 체액삼출(滲出) 및 감염으로 인해 항상 영양부족과 빈혈상태였다.

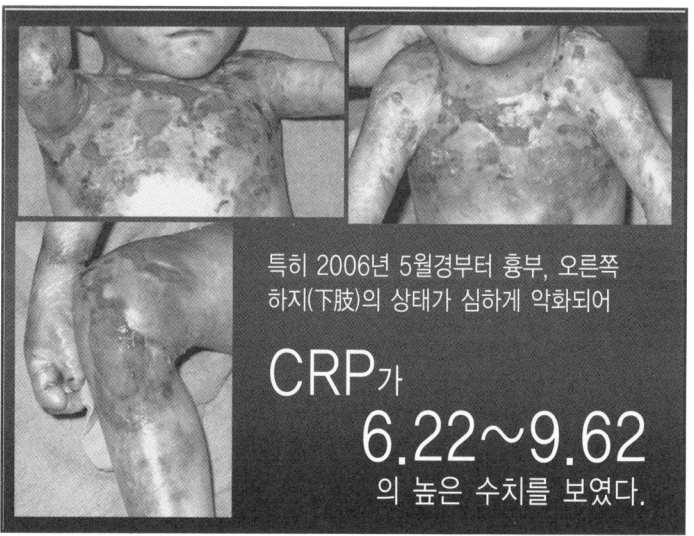

특히 2006년 5월경부터 흉부, 오른쪽 하지(下肢)의 상태가 심하게 악화되어

CRP가 6.22~9.62
의 높은 수치를 보였다.

그 결과 빈번한 출혈과 혈액의 삼출(滲出 ; 스며 나옴), 감염으로 인해 항상 영양부족과 빈혈상태가 있게 되고 피부 염증이 계속 반복되어 손가락과 발가락은 유합(癒合 ; 피부, 근육 따위가 나아서 아물어 붙음)되어 버렸다. 아토피도 함께 앓았기 때문에 가려움이 심해 붕대를 감은 손으로 특히 한밤중에 피부를 너무 심하게 긁어서 더욱더 증상을 악화시켰던 것이다. 근본 치료는 아직 개발되지 않은 유전자 치료밖에 없지만, 어쨌든 간에 가려움이라도 좀 줄여서 긁지 않게 된다면 악순환이 멈출 수 있을 것 같았다. 그러나 그것은 너무나도 어려운 일이었다. 긁지 않도록 하기 위해 가족 모두(부모와 조부모)는 교대로 한밤중에 잠을 자지 않고 아이를 지켰다. 정말로 힘든 과정이었을 것이다.

특히 2006년 5월경부터는 흉부와 오른쪽 상지(上肢)의 피부상태가 악화되어 감염을 일으켜, 염증반응의 지표인 CRP 수치(정상 0.3mg/dl 이하)도 6.22~9.62라는 높은 수치를 기록하였다.

2006년 12월 후반부터 수소보존체를 섭취했더니 심했던 가려움증이 좀 나아지기 시작하였고 너무나 긁어대서 피부가 상하는 악순환이 조금씩 나아졌다. 그 결과 사진을 보면 알 수 있듯이 아주 조금씩이기는 하지만 피부의 벗겨진 부분이 줄어들었다.

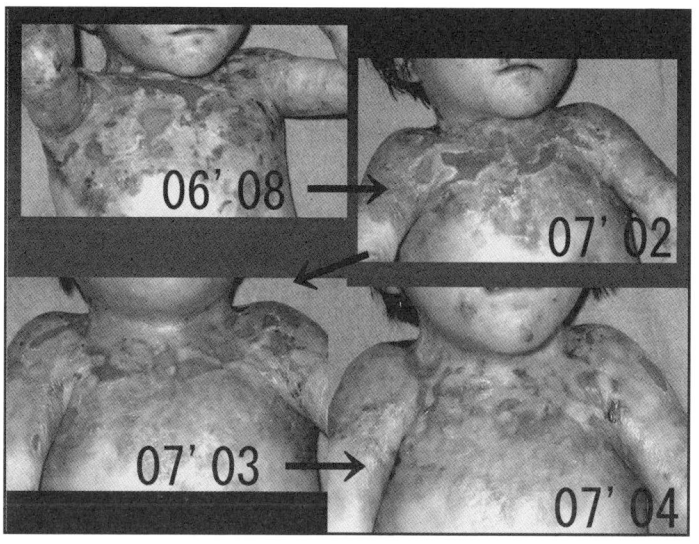

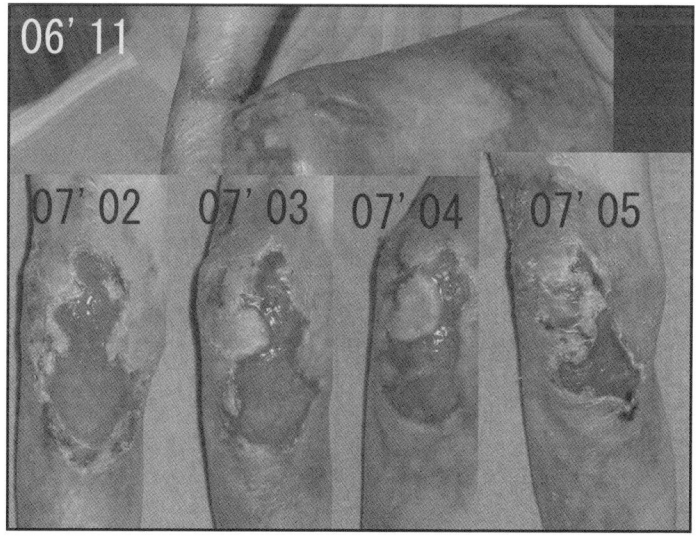

다리도 마찬가지로 조금씩이기는 하지만 나아지고 있는 것을 알 수 있다. - 책 맨 뒤의 컬러사진 참조

그 결과 검사 데이터도 크게 개선되었다. 혈청 알부민(Alb)이라고 하는 영양 지표는 2.1에서 2.9로 증가 개선되었다.

헤모글로빈(Hb)이라고 하는 혈색소(빈혈의 지표)는 7.4에서 10.7로 증가 개선되었다. IgE라고 하는 알레르기 지표는 13100에서 6100으로 저하 개선되었다. CRP라고 하는 염증과 감염의 지표는 9.62에서 4.66으로 크게 저하 개선되었다. 그리고 무엇보다 환자 본인이 편안해져 잠을 잘 수 있게 되었고, 또한 가족 모두도 정신적, 육체적으로 조금씩 안정을 되찾게 되었다.

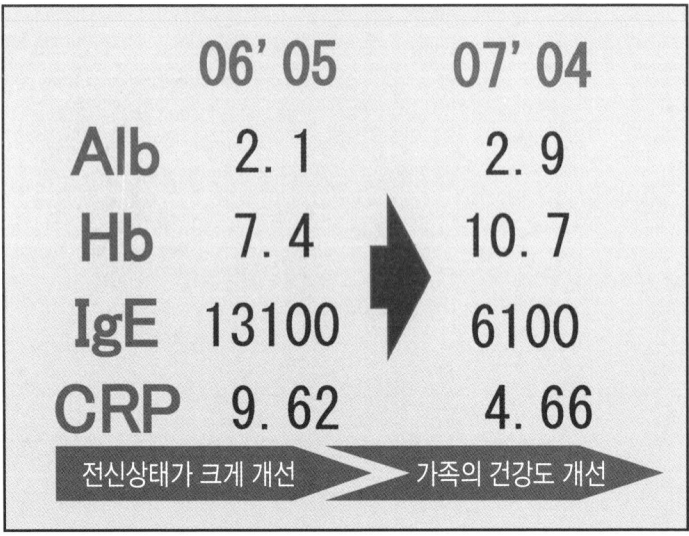

주의: 최근 정말로 많은 아이들이 아토피성 피부염으로 고생하고 있다. 어떠한 원인이든지 『가려움 때문에 긁어대서 피부를 상하게 하는 것』이 악순환의 근본이다. 이에 대해 활성산소를 없애는 것은 효과적인 수단의 하나라고 생각된다. 단, 아토피의 증상은 아주 복잡하다. 대사기능이 좋아지고 발한이 촉진되면 아토피에서는 반대로 더욱더 상태가 악화되는 경우도 있을 것이다. 특히 최근에는 일용품이나 식품의 화학물질, 스트레스, 전자파, 자외선, 황사 등 상태를 악화시키는 요인도 다양하다. 전문의를 통한 피부 관리나 스킨케어는 절대적으로 필요하다고 생각한다.

V. 종양·암에 대한 사용경험

마지막으로 소개할 것은 누구나 두려워하는 질병, 『암』이 의심된 사례이다.

현재 일본 국민 3사람 중 1사람이 병을 앓고 있다고 한다. 50세 이상으로 보자면 2사람 중 1사람 꼴이 된다. 또한 암과 잘 구별이 되지 않아 진단하는데 애를 먹는 이번 예와 같은 사례도 있다.

【사례 : 난소암이 의심된 사례】

난소암이 의심된 47세 여성 환자의 사례이다.

원래 건강에 신경을 써서 건강보조식품도 여러가지 섭취하고 있던 분이다.

2006년 6월경부터 하복부 통증, 컨디션 불량이 계속되어, 가까운 종합병원 산부인과에서 8월9일 골반강(骨盤腔) MRI를 1차로 촬영하였다. 난소는 원래 2cm정도의 크기인데, 사진에서 보는 바와 같이 오른쪽 난소는 4cm로 조금 커져 있었고, 일부 출혈을 동반한 내막증성낭포(內膜症性囊胞)(초코렛낭포)를 형성하고 있었다. 또한 왼쪽 난소는 2.5cm로 약간 큰 내막증성낭포가 의심되었다.

특별한 치료 없이 경과를 관찰하기로 했는데 그 후 몸 상태가 더욱더 악화되고 일도 할 수 없게 되었다. 11월 10일 다시 한번 골반강 MRI를 촬영하였다.

사진과 같이 오른쪽 난소는 5cm로 약간 확대되었다. 문제는 작았던 왼쪽 난소로 3개월 동안에 2.5cm에서 10cm로 현저하게 커져 다방성낭포성종양(多房性囊胞性腫瘍)을 형성하였다.

종양마카(Tumor Marker, 종양지표검사) CA 125도 180(U/ml)(정상 35 이하)으로 상승하여 난소암이 의심되었다.

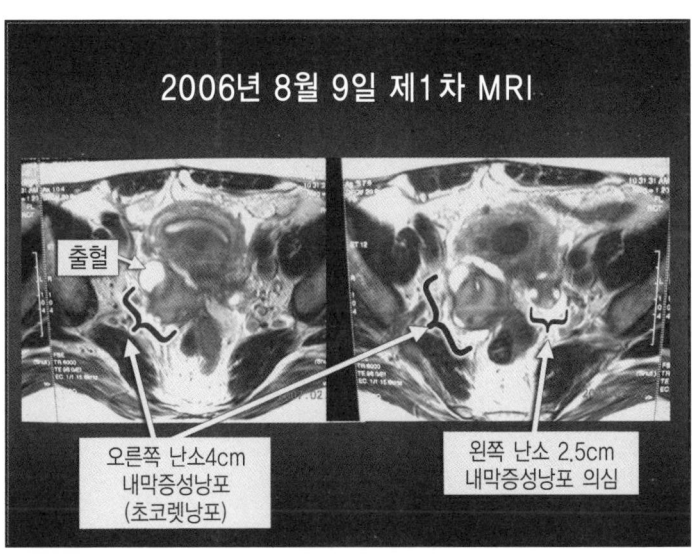

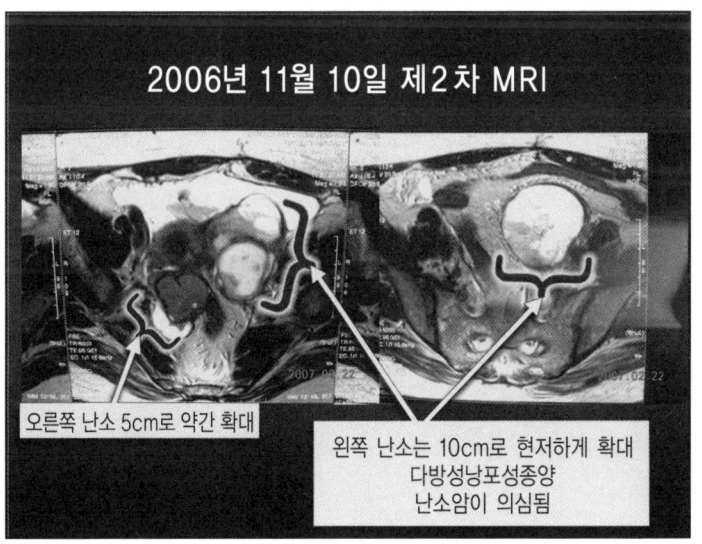

대학병원과 암 전문 시설에서 다른 의사의 진단(Second Opinion)을 받았지만 역시 암이 강하게 의심된다고 하는 소견이었다.

이 때문에 2006년 11월 28일 부터 수소보존체 그리고 푸코이단을 1일 50ml 씩 섭취하기 시작하였다.

2006년 12월 19일에 암 전문병원에 입원했는데 이 시점에서 왼쪽 난소는 10cm에서 7cm로 축소되었다고 한다. 12월 21일 수술을 하여 자궁, 양측난관(卵管), 오른쪽 난소를 절제하였다. 입원 중에도 주변 사람들이 놀랄 정도로 빠른 회복을 보였고 컨디션도 좋아져 불과 10일 후인 12월 31일에 퇴원하였다.

병리검사 결과, 악성소견(암)은 발견되지 않았다. 그 후 컨디션도 좋아져 직장에 복귀하였다.

코멘트 : 되돌아 보면, 그럼 이 질병은 무엇이었을까 라는 질문을 받는다면 암은 아니었을 거라고 생각한다. 병리검사에서 악성소견이 발견되지 않았기 때문에 아마 감염된 고름이 모인 농양이었을 것이다. 그러나 어쨌든지 수소섭취 후 체력이 빠르게 회복되고, 수술 후에도 몸 상태가 순조로웠던 것은 사실이다.

【되돌아 보고 말할 수 있는 것】

『암』은 심각한 문제다.

환자는 암이 의심되는 것 만으로도 아주 크게 동요한다. 환자 본인 뿐만 아니라 가족에게도 아주 커다란 영향을 미친다. 일본 정부도 암을 줄이기 위해 암 치료 전문의사를 양성하고 암 치료 거점병원을 확보하는 등 여러가지 대책을 내놓고 있다.

하지만 이런 것들은 모두 『어떻게 해서 암을 치료할 것인가?』하는 것들이다.

가장 중요한 것은 무엇일까?

암이 발병되고 난 다음에 치료를 어떻게 할 것인가 할 것이 아니라, 『암이 발병하지 않도록 하는 것』이 아닐까?

그러나 흡연 문제를 제외하면 암 예방을 위한 행정지도는 거의 이루어지지 않고 있는 것 또한 현실이다. 아니, 원래 복합인자적인 암의 발생을 어떻게 하면 억제할 수 있을 것인가에 대해 확실한 제시를 할 수 없기 때문일지도 모른다.

『암』은 최근 200년 동안 특히 산업혁명 후에 급증한 질병이다. 현대적인 요인 즉 화학물질, 대기오염, 자외선, 전자파, 스트레스, 과식 등 여러가지 요인에 관계가 있다고 생각된다. 어떠한 요인이든지 그것으로 인해 발생하는 『활성산소』를 효과적이면서도 강력하게 제거하는 것은 『암 예방』과 직결된다고 생각한다.

앞에서 『메타볼릭신드롬』에 있어 산화 스트레스가 여러가지 장기장해를 촉진시키고 있고, 부작용이 없는 항산화약품의 개발이 요망된다고 이야기했다.

수소보존체는 매일 계속 섭취하는 건강식품으로서 암 예방 관점에서도 기대될 수 있는 건강식품이라고 생각된다.

『활성산소』가 발생할 수 있는 요인이 넘쳐나는 현대사회에서는 자타각증상(自他覺症狀)의 유무에 관계없이 매일 계속해서 『수소』를 섭취하는 것이 가장 중요하지 않을까?

제4장
수소에 대한 기대와 미래

7. 수소가 가져올 21세기 건강과 유통혁명

◉ 복합 첨가물 오염

아이들은 편의점을 아주 좋아한다.

어른들로 마찬가지다. 아주 편리하고, 24시간 문을 열기 때문에 시간 제약도 없으니 말이다. 또한 슈퍼에서도 조리를 해놓은 반찬이나 냉동식품이 아주 많아 바쁜 현대인들의 요구에 부응하고 있다. 하지만 대량으로 공급하면서도 식중독을 일으키지 않도록, 장기간 보존이 가능하게 다량의 『식품첨가제』가 들어가 있다. "썩는다"고 하는 자연의 섭리에서 벗어나기 위해서는 "주먹밥을 여름철에도 제조 후 48시간 보존"하기 위해서는 방부제, 산화방지제 등 화학물질의 도움을 받지 않을 수 없다고 하는 것이다.

지금 일본에서는 『식품의 뒷모습』이라고 하는 가공식품의 실상을 밝힌 책이 베스트셀러가 되었다.(한국에서는 『인간이 만든 위대한 속임수 식품첨가물』이라는 제목으로 번역됨.) 저자는 아베 츠카사(安部司)씨라고 하는 식품 첨가물 회사의세일즈맨으로 "첨가물의 신"이라고 불렸던 사람이다. 그러한 저자가 가공식품에 다량으로 함유되는 첨가물의 위협과 이것들의 인체 복합섭취의 무서움을 호소하고 있다. 반찬과 인스턴트 식품을 자주 먹는 사람은 1일 50종류의 첨가물을 먹고 있는 것과 같다고 한다. 물론 하나 하나의 첨가물은 일본정부로 부터 인가 받은 것이다.

그러나 "하나 하나의 독성은 알더라도 복합섭취의 영향은 잘 알고 있지 못하다. 지금 인체실험을 하고 있는 것과 같다."라고 아베 츠카사는 쓰고 있다.

도시락 만드는 아르바이트를 했던 사람은 다시는 먹고 싶지 않다고도 이야기했다. 다량의 화학약품이 사용되고 있는 것을 자기 눈으로 봤기 때문이라고 했다. 또한 사료값을 절약할 수 있다고 해서 남은 반찬을 가축의 사료로 쓰는 양돈농가에서는 새끼돼지의 사산(死産)이 계속되었다는 이야기도 들었다. 물론 식품업계에서도 식품 안전을 목표로 하여 여러가지 방법들에 대해 연구하고 노력하고 있다.

하지만 현재의 일본인은 "오래되었다, 유통기한이 지났다, 탈이 났다"라고 하는 것에는 큰소리로 떠들지만 식품첨가물에 대해서는 목소리가 아주 작다.

식품첨가물에 대해 진실을 알고 있는 사람들이 "안전성"을 호소한다해도 유통 측에서 보자면, "눈앞에 보이는 안전성"을 중시할 수 밖에 없는 것이 현실이다.

● 빵의 산화부패

다음은 빵을 방치해 둔 사진이다.

1주일이 지나면 썩어서 곰팡이투성이가 된다. 보통의 빵은 이렇게 된다.(참고로 여름철에 1주일이 지났는데도 썩지 않는 빵은 먹지 않는 편이 좋다. 방부제가 많이 들어있을지도 모른다.) 그렇다면 사진에서 보는 오른쪽 빵은 방부제가 들어간 빵일까? 그렇지 않다. 수소보존체를 0.2% 섞은 빵이다. 즉 산소의 작용을 방지함으로써 산화부패를 방지할 수 있는 것이다.(다음 페이지 사진 참조)

지금 조금씩 여러가지 식품에 수소를 배합하는 시도가 이루어지고 있다. 이에 따라 유해한 방부제나 첨가물의 양을 대폭 억제하는 것이 가능해질지도 모른다.

지금까지와 같은 "넣고, 넣지 않는" 그런 이야기가 아니라 적극적으로 수소를 배합함으로써 보통의 식품이 먹어서 활성산소를 없애버리는 궁극적인 "건강식품"으로 다시 태어날 수

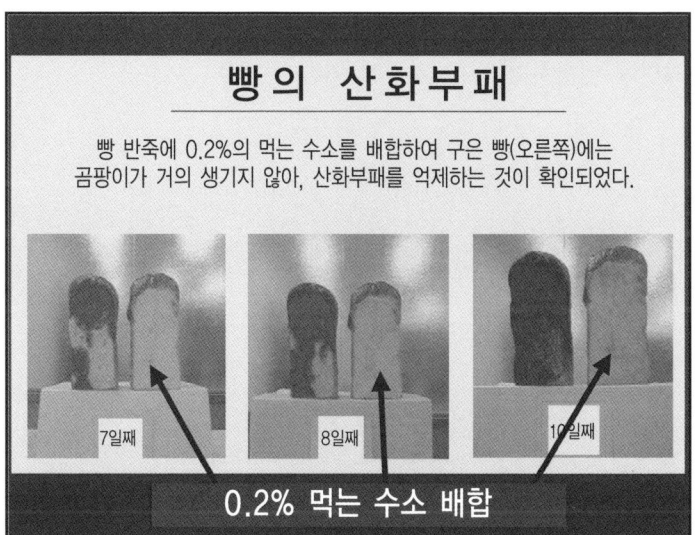

있기 때문이다.

음식물은 다량의 산소와 탄소, 질소로 되어 있다. 수소는 첨가물이 아니기 때문에 이것 만으로 모든 첨가물을 대신하는 것은 무리이다. 하지만 첨가물의 양은 줄일 수 있다. 그리고 첨가물을 섭취했을 때 발생하는 활성산소의 피해를 미연에 방지할 수 있다. 이렇게 수소는 식품가공, 유통업계에 있어서도 아직 드러나지 않은 엄청난 가능성을 가지고 있다. 언젠가 가공식품이나 과자의 대부분에 이 『수소』가 포함될 날을 그려본다.

얼마 전, 원래부터 첨가물을 넣지 않는 라면을 만들고 있던 친구 – 일본 아오모리(靑森)에서 면 제조 – 가 수소분말을 라면에 배합하였다. 3주 후에 연락이 왔다.

"대단해, 수소만으로 다른 첨가물 없이 3주가 지나도 라면이 부패하지 않아!"

즉 유해한 첨가물 없이 일본 전국에 배송도 가능하다고 하는 것이다.(참고로 아오모리의 월견야(月見野) 라면이다. 라면 구입을 희망하시는 분은 인터넷을 검색해 보기 바란다.)

◉ 수소는 무엇을 목표로 하는가?

오늘날 일본경제는 대단히 심각한 상황이다. 경기가 조금씩 회복하고 있다고는 하지만 그것을 실감하는 사람은 아주 소수이다. 너무나 많은 일을 해서 병에 걸린 사람도 많이 있다.

의료기술의 진보에도 불구하고 병에 걸리는 사람은 조금도 줄지 않고 있는 것이다. 아이들을 둘러싸고 있는 환경도 심각하다. 친구괴롭힘·등교거부·집에 틀어박힘…. 여유교육도 재검토하고 있는데, 일찍이 세계 최고를 자랑했던 일본 학생들의 학력은 지금 다른 아시아 국가들에 뒤떨어져 버렸다.

또한 출생률의 감소로 일본의 인구분포는 역 피라미드형이 되어 앞으로는 적은 인구의 젊은 세대가 많은 노년 세대를 부양하지 않으면 안 되는 상황이다. 의료보험과 연금의 재정파

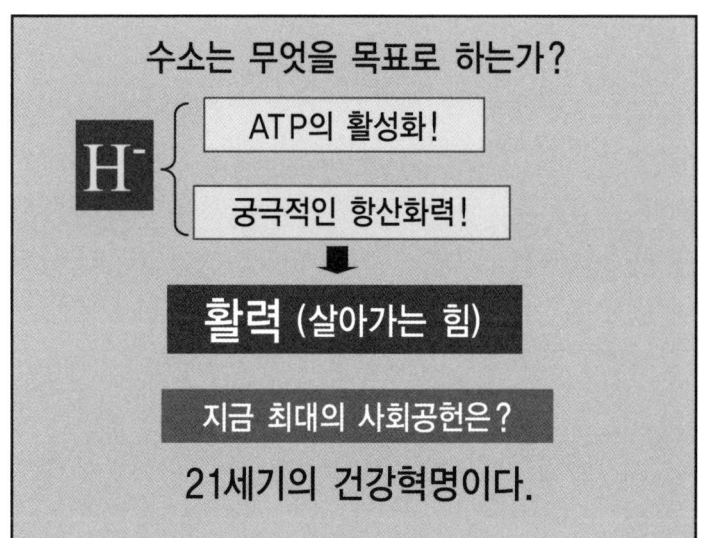

탄도 이야기되고 있다.

그러한 일본에서 지금, 개개인이 할 수 있는 "최고의 사회공헌"은 무엇일까? 어려운 일이 아니다. "병에 걸리지 않고, 건강한 평생 현역" 즉 건강하게 일을 계속하여 젊은 세대의 돈을 탕진하지 않는 것 그리고 생산성을 창출하는데 참여하는 것이다.

일본 베이비붐으로 탄생한 『단카이(團塊)세대』는 2007년부터 일제히 퇴직시기를 맞이한다. 많은 퇴직금을 지급해야 하는 기업은 사정이 점점 어려워지고 있고, 귀중한 기술이 계승되지 못하는 등 "2009년 문제"가 매스컴을 달구고 있다.

그렇지만 그들의 80% 이상은 어떠한 형태로든지 "일을 계속하고 싶다."고 하는 데이터도 있다.

그리고 그렇게 하기 위해서 가장 중요한 것이 『건강』이라는 것은 틀림없다. 하지만 그 건강이 유지되지 않는 것이다.

수소는 세포의 가장 기본적인 에너지 생산 시스템에 직접 작용하여 활기차게 한다. 그와 동시에 노화나 질병의 근원인 『활성산소』를 효과적이면서도 강력하게 제거해 버린다.

경제적으로도 아주 힘들고, 학력도 떨어지고, 장래의 희망도 보이지 않는…….
하지만 웬일인지 요근래 몇 년 동안 일본인은 건강해 지고, 의료비도 점점 줄어든다고 한다면 전세계가 주목할 것이다.

60조 개의 세포를 『수소』로 활성화시키는 것으로 『건강불평등사회(Health Inequality)』를 극복해 나가자.

8. 수소에 관한 질문

여러분들의 이해를 돕기 위해 마이너스수소이온에 관해 흔히 듣는 질문사항 3가지를 소개한다.

◉ 마이너스수소이온의 반감기(半減期)는?
~ 작용하기 전에 없어져 버리는 것은 아닌가? ~

① 첫번째는 『마이너스수소이온은 반감기(수명)가 짧기 때문에 작용하기 전에 없어져 버리는 것은 아닌가?』하는 질문이다. 수소에 대해서 많이 조사해 보신 분들이 하는 질문이다.

> ### 수소에 관한 질문
> #### ① 마이너스수소이온의 반감기는?
> ~ 작용하기 전에 없어져 버리는 것은 아닌가? ~
>
> ★대기압 하에서와 같은 산소분압이 높은 곳에서는…
> (비이커의 물 속 등, 산소분압 155mmHg)
> 반감기는 0.01초 이하
>
> $H^- \rightarrow H^+ + 2e^-$ 로 급속히 해리
> $2H^+ + 1/2O_2 \rightarrow H_2O$
> 수소와 반응하여 물로 변화
>
> ★생체내에서와 같이 산소분압이 낮은 곳에서는…
>
> 비교적 안정적으로 장시간 H^- 상태를 유지
> → 생체내에서 이상적인 항산화물질로서 작용

 확실히 비이커 물 속과 같이, 대기압과 평형상태에 있는 물 속(산소분압(酸素分壓)으로는 155mmHg 정도)에서는 마이너스수소이온의 반감기는 아주 짧아 0.01초 이하라고 생각된다. 즉 마이너스수소이온은 수소의 플러스이온(H^+)과 전자로 급속하게 해리(解離)하여, 산소와 반응, 물이 되어버리는 것이다. 그렇다면 역시 작용하기 전에 없어져 버리는 걸까? 아니, 바로 이러한 점에서 수소보존체의 의미가 있는 것이다.

 보통 물 속에서는 마이너스수소이온은 오래 가지 않는다. 하지만 먹어서 체내에서 체액에 닿을 때마다 수소가 발생 흡

수되는 경우, 그 부위에서의 산소분압은 대기압의 몇 분의 1로 떨어진다. 이러한 저(低) 산소분압상태에서는 마이너스수소이온의 수명은 장기간 계속된다.(옮긴이 주 : 모세관을 지나는 정맥혈의 산소분압은 40mmHg 정도임.)

신체의 말초일수록 산소분압은 내려가기 때문에 장기간 안정적으로 작용한다. 그리고 생체내에서 활성산소와 만났을 때 이상적인 항산화물질로서 작용함과 동시에 미토콘드리아에 들어가 에너지 생산을 돕는다고 생각된다. 즉 반감기가 짧다고 하는 문제점을 멋지게 해결해 버린 것이다.

● 알칼리는 위험하지 않은가?

② 자주 듣는 질문의 두번째는 『수소보존체는 알칼리이기 때문에 섭취하면 위장에 위험하지는 않는가?』 하는 것이다. 결론부터 말하면 NO! 아무렇지도 않다.

그 전에 산성과 알칼리성의 정의에 대해 생각해보자.

pH (페하) 7을 중성, 그보다 낮으면 산성, 높으면 알칼리성이다. 물 H_2O는 일부 H^+이온과 OH^-이온으로 전리(電離)되는데, H^+이온농도와 OH^-이온농도를 곱하면 물의 이온적(積)(Kw)이라고 해서 10의 마이너스 14제곱이 되는 것을 알고 있다. 따라서 H^+이온농도와 OH^-이온농도가 똑같은 10의

> **수소에 관한 질문**
> ② 알칼리는 위험하지 않은가?
>
> $$pH = -\log_{10}[H^+]$$
>
> pH 산성 1. 2. ……7……13. 14 알칼리성
>
> $H_2O \leftrightarrow [H^+] \cdot [OH^-] = 10^{-14}$
>
> 《전형적인 알칼리》
>
> $NaOH \longrightarrow [Na^+] + [OH^-]$
> 수산화나트륨　　　　시간이 지나도 PH는 변하지 않는다.
>
> 《마이너스수소이온은 종래의 알칼리와는 전혀 다르다》
> 마이너스수소이온은 산소와 반응하여 물로 변화
> 시간과 함께 pH는 원래대로 되돌아 간다.
> Na 등과 인위적으로 만든 알칼리와는 전혀 다른 개념

마이너스 7Mol일 때 pH 는 7이 되어 중성이 된다.

전형적인 알칼리는 수산화나트륨(NaOH) 등이다. 이것은 물에 녹이면 모두 전리(電離)되어 나트륨 Na^+이온과 수산기 OH^-이온으로 나뉜다. OH^-이온 농도는 증가하여 변화하는 일은 없기 때문에, H^+이온은 감소하고 pH는 상승하여 12~14pH의 강알칼리가 된다. 이것은 위험하다. 인간은 위 속에서 강한 산성인 염산을 분비하고 있어 산에는 강하지만, 강한 알칼리는 섭취하면 위장관(胃腸管)에 구멍이 나버리고 만다.

그러나 마이너스수소이온은 종래의 알칼리의 개념과는 전

혀 다른 것이다.

　산소와 반응하여 물로 변하고 시간이 경과함에 따라 저하해 가기 때문에 결국 pH는 저하되어 중성에 가까워진다. Na 등과 인위적으로 만든 pH가 변화하지 않는 알칼리와는 전혀 다른 것이다. 때문에 위장관에 대한 영향은 없다고 생각한다.
　단, 알칼리식품이기 때문에 섭취할 때 메슥거리는 경우는 있을 수 있다. 이때는 중화작용을 하는 우유나 두유, 쥬스 등과 함께 섭취하면 메슥거림을 진정시킬 수 있다.

◉ 인체 방어시스템에 영향?

　③ 세번째로 흔히 듣는 질문은 『활성산소를 강력하게 제거하면 생체방어기구까지 약화시켜버리는 것은 아닌가?』하는 것이다. 이것도 결론부터 말씀 드리지만 괜찮다.

　앞에서 활성산소는 생체내 방어기구의 일부에 관여하고 있다고 이야기했다. 몸에 침투한 세균, 바이러스 등을 백혈구가 포위하고 활성산소를 분비하여 죽인다. 또한 피부과 등에서 사용되는 자외선요법이나 광화학(光化學)요법은 활성산소를 이용한 치료법이다.

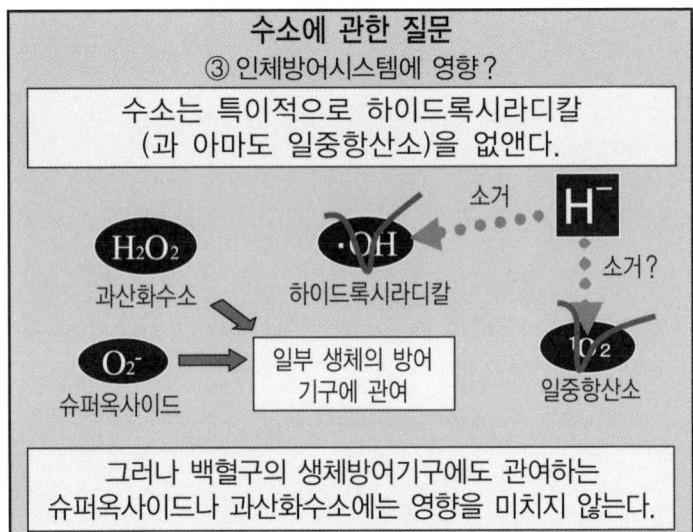

만약 수소가 모든 활성산소를 없애버린다면 일부에서는 곤란한 문제도 발생할 것이다.

여기서도 수소의 특이성이 드러난다. 앞에서도 이야기했지만 수소는 주로 질병의 원인이 되고 가장 흉폭한 활성산소 『하이드록시라디칼』을 특이적으로 제거한다. 하이드록시라디칼은 단백질이나 DNA를 산화시키고 세포막의 지질을 산화시켜 많은 질병의 근원이 되고 있다. 게다가 다른 항산화물질로는 하이드록시라디칼을 없애기는 어렵다고 한다.

2007년 5월 20일 일본 도쿄 쿠단(九段 ; 치요타구에 있음)에서 열린 『제1회 수소와 의료연구회 심포지엄』에서 아카

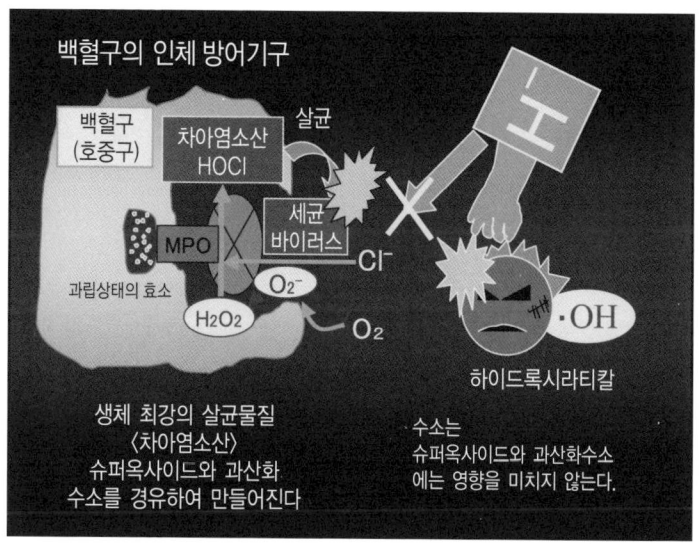

사카(赤坂) 언체인징 클리닉 원장이신 요시오미(森義臣)선생은 전자 스핀 공명장치에 의해 "수소는 특이적으로 하이드록시라디칼을 없애고, 반대로 슈퍼옥사이드에는 영향을 미치지 않는다는 것"을 실험적으로 증명하였다. 일중항산소는 측정하기도 어렵다. 아직 확실치는 않지만 일중항산소에도 작용할 가능성이 높다고 생각된다.

◉ 백혈구의 인체방어시스템

백혈구의 인체방어시스템에 관여하는 활성산소는 슈퍼옥사이드나 과산화수소인데 수소는 이것들에 영향을 미치지 않는다.

백혈구의 인체방어시스템이란 어떤 것인가?

백혈구(호중구)는 침입한 세균이나 바이러스를 잡아 먹는다. 이때 혈액중의 산소로부터 슈퍼옥사이드, 과산화수소라고 하는 활성산소를 만든다. 더욱이 호중구의 과립에 포함된 산소 MPO(마이엘로퍼옥시데이즈, Myeloperoxidase)에 의해 생체 최강의 살균물질인 "차아염소산(次亞鹽素酸)"을 생성하여 세균이나 바이러스를 죽이는 것이다. 우리들은 일생 동안 몇 번이나 감기에 걸려 세균감염을 일으키는데 99% 이상은 큰 탈없이 회복된다. 이것은 이 차아염소산에 의한 부분이 크다. (주 ; 이것은 병원 등에서 흔히 사용되는 소독약, 차아염소산 소다와는 다른 것이다.)

수소는 하이드록시라디칼을 없애지만 이 차아염소산 생성 경로에 있는 활성산소에는 영향을 미치지 않기 때문에 백혈구의 인체방어시스템을 약화시키는 일은 결코 없다.

한편 다른 항산화물질의 경우에는 대량으로 섭취하면 이러한 일이 발생할 가능성이 있다.

맺음말 - 이 책을 읽으신 여러분께

이번에 많은 분들의 따뜻한 지원과 협력으로 수소에 관한 책이 출판되었다. 기획구상에서부터 거의 1년이 소요되었다. 나는 일본의 보통 의학교육을 받고 임상연수를 거쳐 몇 군데의 내과부문 전문의도 되었고, 종합병원에서 일하는 보통의 임상의사이다. 아내와 1남 1녀의 보통 가정의 남편이며 아버지이기도 하다.

10년 전에 유학 중이던 호주에서 태어난 장녀가 생후 중증 아토피성 피부염이 되어 버렸다. 나는 아토피성 피부염에 대한 이해나 인식이 전혀 없었다.

호주도 일본에 뒤지지 않는 알레르기 대국이다. 유명한 왕립아동병원의 전문의사에게 진찰을 받고, 다른 사람에게 치료를 맡겨 어느 정도 증상이 가라앉았다. 그런데 18개월 즈음에 일본으로 돌아온 후 더욱더 증세가 악화되고 상황은 아주 나빠졌다.

장녀의 전신에 보습제를 바르고 미이라처럼 붕대를 전신에 감아, 더 이상 긁어 상처를 내지 못하도록 아내가 품에 안고 자는 날이 계속 되었다.

스테로이드(Steroid) 외용제(外用劑) 사용과 함께 딸아이의 피부는 위축되고 하얗게 변색되었다. 이 일을 계기로 나는 한의학의 도움을 받기로 하고 내 아이의 한의학치료를 시작하였다.

다행히도 딸아이는 3세 반 정도 때 거의 치유되었지만, 그와 동시에 영유아 아이들의 아토피나 알레르기가 얼마나 많은지, 어른들의 중증 아토피나 스테로이드 부작용이 얼마나 심한지, 현재의 서양식 치료방법으로는 해결할 수 없는 많은 증상과 이러한 치료법을 서양의학에서 인정하지 않는다고 하는 현실을 배웠던 것이다.

변변치 않은 지식이지만, 뭐라도 시작하고자 해서 2001년 3월부터 한의학전문 외래를 오픈했다. 그리고 동양의학회에서 발표를 하고 관련 논문을 쓰는 것, 그리고 새롭게 한의학을 받아들이고자 하는 의사에 대한 교육활동을 나의 라이프워크(Life work, 필생의 사업)의 하나로 전개해 나갔다. 또한 많은 민간요법이 난무하여 의사도 좋은 방법인지 아닌지를 제대로 구분할 수 없고, 처음부터 아무런 의미가 없다고 단정지어버리는 현실을 보고 대체요법(代替療法)의 연구에도 매진하게 되었다.

이번에 소개할 『수소』는 그러한 것 가운데서도 내가 얻은 최고의 정보라고 자부하고 있다. 한의학이나 대체의학으로 인해 범위가 넓어진 친구와 지인들을 통해 수소에 관한 많은 임상체험을 보게 되고 또한 실제 체험을 하신 분들이 체험담을 제공하기에 이르러, 이 정보를 많은 분들에게 널리 알리고 싶다고 생각하였다.

  수소보존체의 발명자이신 오이카와 박사님과도 알게 되고, 이번에 발명자와의 공동 작업으로 책을 출판하게 되는 최고의 기회를 얻게 되었다.

  생체에 있어 수소 연구는 아직 시작단계이다. 나는 화학자가 아니기 때문에 각 전문분야의 여러분들이 보면 이론적으로 모순이 있을지도 모른다. 하지만 수소의 결과는 먼저 알려져 버렸다. 이론적으로 모든 것을 설명할 수 없으면 흔히들 『비과학적이다.』라고 말한다. 한의학에서도 방대한 결과가 먼저 있고 그후에야 메커니즘에 대한 설명이 이루어지고 있다. 아무쪼록 이 책이 많은 분들께 참고가 되고 그리고 전문분야에 종사하시는 분들의 연구 계기가 되었으면 하는 바램이다.

2008년 4월

나이토오 마레오 (内藤 真礼生)

옮긴이의 글

우연한 기회에 일본을 여행하게 되었다.

대림자동차공업(주) 동경사무소 소장님의 소개로 일본 사람 테라다씨를 만난 적이 있다. 그는 수소에 대한 놀라운 효과를 내게 전해 주었다. 반신반의하며 일단 한국에 돌아와 수소에 대한 책을 찾아 봤다.

하지만 한국에서는 자동차 연료로서의 수소에 관한 책은 있었지만, 『먹는 수소』와 관련된 책은 찾을 수가 없었다. 할 수 없이 일본 친구에게 부탁하여 『먹는 수소』에 대한 책들을 구입해 읽었다. 책을 읽어 가면서 놀라운 사실들을 하나씩 알게 되었다.

정말 『수소』를 먹어서 잡병(나는 이렇게 부르고 싶다)을 없앨 수만 있다면, 한국의 수많은 환자·가족 그리고 주변 사람들에게 희망을 줄 수만 있다면…, 하는 마음으로 이 책을 번역하기에 이르렀다.

인간 평균수명이 곧 120세에 이를 것 같다. 질병으로부터 해방되는 날도 멀지 않은 것 같다. 질병에 대항하여 한가지 한가지 병마다 전문적인 독성이 강한 약품과 처방을 제시해야 하는 시대는 이제 지나갈 것이다. 질병에 선행하여 예방조치를 취할 수만 있다면 그것이 최선이 아닐까?

모쪼록 이 책을 읽는 모든 분들에게 도움이 되길 바랄 뿐이다.

책이 나오기까지 도움을 준 이학갑 회장님, 임융의 원장님, 많은 친구들, 벨류리빙사 최상배 과장 그리고 가족들 그 외 모든 이에게 감사드린다.

2009년 5월

옮긴이 **양 은 모**

참고문헌 등

1. 하퍼 생화학서 원서 25판, 2001, 마루젠(丸善)주식회사
2. 이와나미(岩波) 이화학사전 제5판, 1998, 이와나미서점
3. 특집 활성산소의 브레이크스루(Breakthrough)-세포공학 15 (10), 1996, 수윤(水潤)사
4. Ohsawa I, Ichikawa M, and Ohta S et al. Hydrogen acts as a therapeutic antioxidant by selectively reducing cytotoxic oxygen radicals, Nat Med, 13, P688-694, 2007
5. 마이너스 마이너스수소이온과 건강혁명, 와카야마 토시후미(若山利文)저, 2005, 나나 코포레이트 커뮤니케이션
6. 활성산소를 이기는 항산화식품 그 놀라운 힘, 히라마츠 미도리(平松綠)저, 2005, 나나 코포레이트 커뮤니케이션
7. 식품의 뒷모습, 아베 츠카사(阿部司)저, 2005, 토요(東洋)경제신문사
8. 나이토오 마레오, 마이너스수소이온 식품의 임상경험, JMS 2007.8 p66-67
9. 마이너스수소이온 식품의 노화촉진 모델 생쥐 및 ddY 마우스 뇌내 과산화지질의 생성에 미치는 영향, 히라마츠 미도리(平松綠), 타카하시 토모코(高橋知子), 오이카와 타네아키(及川胤昭), 제34회 일본뇌학회, 2007.6, 시마네(島根)
10. 마이너스수소이온 식품 Dr. ZP-O AH의 노화촉진 모델 생쥐 및 ddY 생쥐 뇌내 과산화지질의 생성에 미치는 영향, 오이카와 타네아키(及川胤昭), 히라마츠 미도리(平松綠), 타카하시 토모코(高橋知子), 제22회 노화촉진 모델 생쥐 연구협의회 연구발표회, 2007.7, 사카타(酒田)
11. 2007.5.8 요미우리(讀賣)신문
12. 2007.5.8 NHK 뉴스

저자 프로필

■ 오이카와 타네아키 (及川 胤昭)

1941년 미야기현(宮城縣) 이시노마키시(石卷市) 출생
나고야(名古屋)대학 대학원 졸업, 이학박사
하와이대학 임시조교수, 야마가타(山形)대학 조교수
주식회사 바이오 과학연구소 소장
주식회사 기능성 펩티드(Peptide)연구소 대표이사 소장
주식회사 창조적 생물공학연구소 설립
아내를 암으로 잃은 일을 계기로 환원수 연구를 시작
전문은 생식면역학
1973년 Nature 권두논문
1986년 Newton '세포에 생명이 머물 때' 게재, 기타 다수의 논문

■ 나이토오 마레오 (内藤 真礼生)

1961년 3월 30일 도쿄(東京) 출생
1985년 3월 케이오(慶應)의숙대학 의학부 졸업
의사, 의학박사
일본내과학회 인정 내과 전문의
일본신장학회 인정 신장 전문의
일본투석의학회 인정 투석 전문의
일본 아로마 코디네이터협회 인정 아로마 코디네이터
1995년부터 호주 멜버른 대학 의학부의 연구 스텝으로 의학연구활동을 함.
1998년부터 도치기현 내의 종합병원 내과 과장
1999년부터 장녀의 아토피를 계기로 한의학을 연구하여
2001년에 한의학전문외래를 설립
2005년 일본 동양의학협회 인정 한의학전문의도 취득
2006년 10월부터 수소의 임상경험에 대해 연구

옮긴이 프로필

■ 양 은 모 (梁殷模)

1952년 경기도 김포 출생
인하대학교 공과대학 졸업(학사)
한국외국어대학교 세계경영대학원 졸업(석사)
삼성GROUP, 대림자동차공업(주)(상무이사),
(주)리빙스타(대표이사) 근무
벨류리빙사 대표(현재)
Mentor T&C Co., Ltd. 고문(현재)
한국식용수소연구소 소장(현재)

추가 자료 입수

1. http://cafe.daum.net/kosuso

추 천 사 - 임상실험 후기

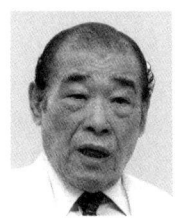

내과의사로서 50년간 의료현장에서 몸담은 나로서는 정말 쇼킹한 사건이었다. 수소라는 것은 물을 분해할 때나 생기는 것으로 알고 있었지, 인체에서 이렇게 유용하고 광범위한 역할을 하는지 몰랐었다.

나는 북한에서 태어나 1952년 6.25때 중학교 1학년 학생 신분으로 천신만고 끝에 남한으로 피난 아니 탈북한 북한 출신이다. 그 후 1964년 고려대학교 의과대학을 졸업하고 연세대학교 대학원을 마친 후 일본으로 유학을 떠났다. 교토대학에서 임상폐생리학을 전공하고 돌아온 나는 세브란스병원과 서울의료원 등에서 근무했다.

1990년 전국중소병원연합회 회장을 맡으면서 한국 최초로 백혈병에 걸린 카자흐스탄 어린이를 초청해 치료해 주었다. 나는 건강한 신체 덕분에 큰 병 없이 지금 71살에도 건강하게 활동하고 있다.

얼마 전 한국식용수소연구소 양은모 소장으로부터 건강기능식품 임상실험 제의를 받았다. 건강기능식품이기에 의약품처럼 세심한 주의를 하지 않아도 되겠다고 생각되었다. 내가 먼저 식품을 섭취하여 결과를 알고 싶었다.

식용 수소를 한 달 정도 섭취한 나는 놀랄 수 밖에 없었다. 이 건강식품 "수소"는 달랐다. 나 자신이 생기가 넘쳤다. 피로가 현저히 줄었다. 특히 "수소의 가능성" 이라는 책은 이런 나의 모든 결과를 이론적으로 그리고 임상실험에서 구체적으로 증명하고 있었다.

최근의 건강식품은 놀랄 정도로 발전하고 있다. 그 중에서도 "식용 수소"는 최고 중의 최고라고 생각한다. 향후 한국의 많은 의사 분들도 이 수소를 많은 환자들에게 추천하게 될 것이다.

이 책 "수소의 가능성"은 일반 독자뿐만 아니라 의사, 약사, 한의사 그리고 의료계 종사하시는 많은 분들에게 도움이 될 것이다.

2009년 5월

의학박사, 내과전문의 **임 융 의**

■ 임 융 의 프로필

1938년 평양 출생
1964년 고려대학교 의과대학, 연세대학교 세브란스병원 (내과전문의),
일본 국립 쿄토대학(임상폐생리학 전공) 의학박사
1990년 전국중소병원협회 회장
2002년~2008년 대한병원협회 국제 / 노사 대책 / 학술 위원장
(현)연세대학교, 고려대학교, 인하대학교 의과대학 내과 외래교수
(현)호스피스(암환자치료) 자원봉사자 교육위원회 위원장

국민훈장목련장(1987)
적십자상인도장 은장(1998)

수소의 가능성

초판 발행일	2009년 1월 2일
4쇄 발행일	2010년 6월 8일

저 자	오이카와 타네아키, 나이토오 마레오
역 자	양 은 모
발행자	양 은 모
발행처	⑪한국 식용 수소 연구소

카페 : www.cafe.daum.net/kosuso
서울 도봉구 창5동 338번지 신원리베르텔 308호
전화 : 1544-6791(육체구원) 팩스 : (02) 995-3819
email : eunmo@yahoo.co.kr
신고번호 : 제 25100-2008-000035호

ⓒ著作者　及川 胤昭(TANEAKI OIKAWA)
　　　　　内藤 真礼生(MAREO NAITO)

原　題　　『水素の 可能性』

이 책의 한국어판 저작권은 일본 Intelligent Property, Ltd. 와 독점 계약으로 한국식용수소연구소가 소유합니다.
신저작권법에 의하여 한국 내에서 보호를 받는 저작물이므로, 사전 서면에 의한 허락 없이는 내용의 일부 또는 전부를 무단전재, 무단 복제를 절대 금합니다.

ISBN 978-89-962020-0-4 03510

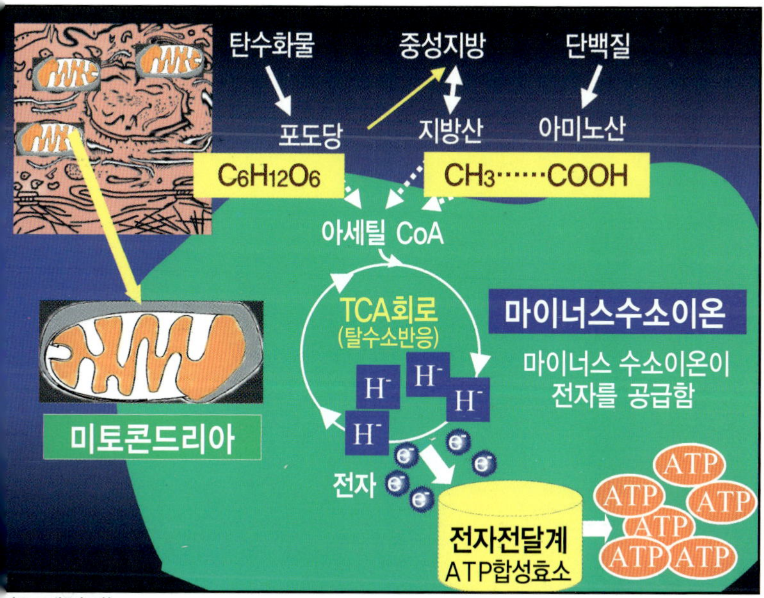

탄수화물
중성지방
단백질
포도당
지방산
아미노산
C6H12O6
CH3……COOH
아세틸 CoA
TCA회로
(탈수소반응)
마이너스수소이온
마이너스 수소이온이
전자를 공급함
미토콘드리아
전자
전자전달계
ATP합성효소
ATP

〈31페이지〉

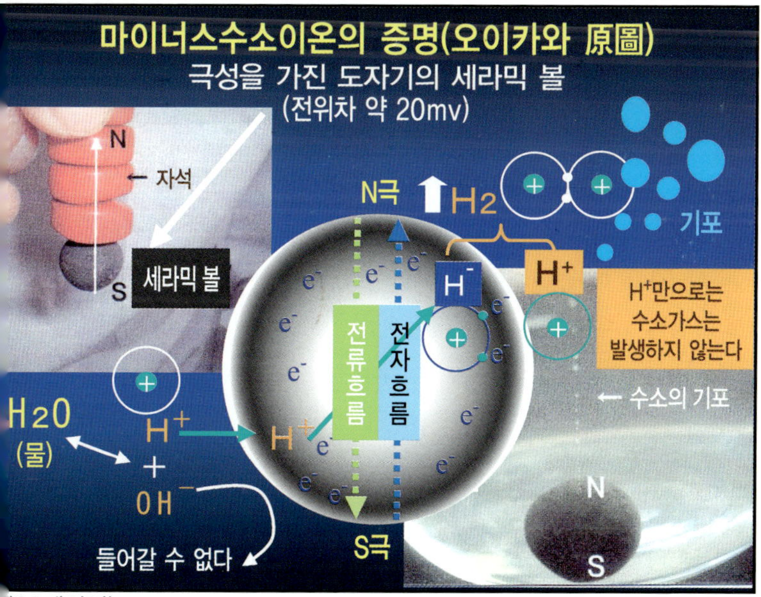

마이너스수소이온의 증명(오이카와 原圖)
극성을 가진 도자기의 세라믹 볼
(전위차 약 20mv)
N
← 자석
S
세라믹 볼
N극
H2
기포
H+
H+만으로는
수소가스는
발생하지 않는다
← 수소의 기포
전류흐름
전자흐름
H2O
(물)
H+
+
OH−
들어갈 수 없다
S극
N
S

〈69페이지〉

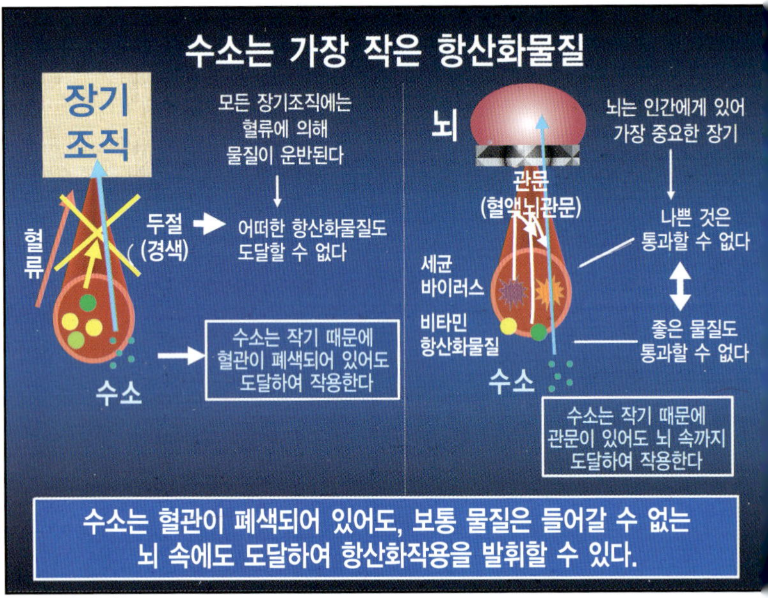

수소는 가장 작은 항산화물질

장기조직

모든 장기조직에는 혈류에 의해 물질이 운반된다
↓
두절(경색) → 어떠한 항산화물질도 도달할 수 없다

혈류

수소 → 수소는 작기 때문에 혈관이 폐색되어 있어도 도달하여 작용한다

뇌

뇌는 인간에게 있어 가장 중요한 장기

관문(혈액뇌관문)

나쁜 것은 통과할 수 없다
↕
좋은 물질도 통과할 수 없다

세균 바이러스
비타민 항산화물질
수소 → 수소는 작기 때문에 관문이 있어도 뇌 속까지 도달하여 작용한다

수소는 혈관이 폐색되어 있어도, 보통 물질은 들어갈 수 없는 뇌 속에도 도달하여 항산화작용을 발휘할 수 있다.

〈84페이지〉

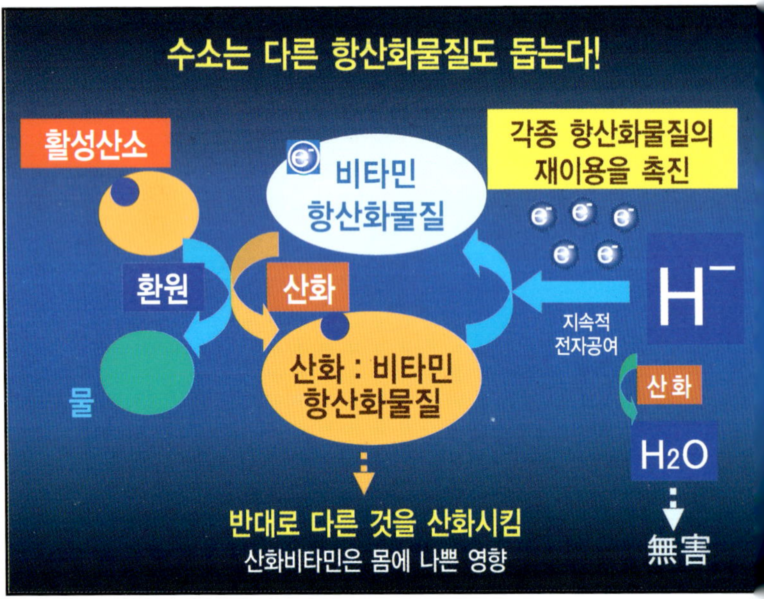

수소는 다른 항산화물질도 돕는다!

활성산소

비타민 항산화물질

각종 항산화물질의 재이용을 촉진

환원 ← 산화

물

산화 : 비타민 항산화물질

지속적 전자공여

H^-

산화

H_2O
⋮
無害

반대로 다른 것을 산화시킴
산화비타민은 몸에 나쁜 영향

〈104페이지〉

복부CT : 복수의 변화
2006년.10.27
입원 시
2006.11.07
2주 후
2006.12.8
1개월 반 후
간장(위축)
다량의 복수
간장의 위축은 여전하지만
복수는 없어짐.
게다가 이뇨제는 불필요

12페이지〉

비만 · 메타볼릭신드롬에 대한 사용경험
2006년 6월
2007년 5월
2006년 10월
내장지방 : 241㎠
피하지방 : 612㎠
체중감소에 비해
내장지방이 줄지 않음
내장지방 : 196㎠
피하지방 : 547㎠
내장지방이 3분의 1로!
피하지방이 3분의 2로!
내장지방 : 86㎠
피하지방 : 409㎠

29페이지〉

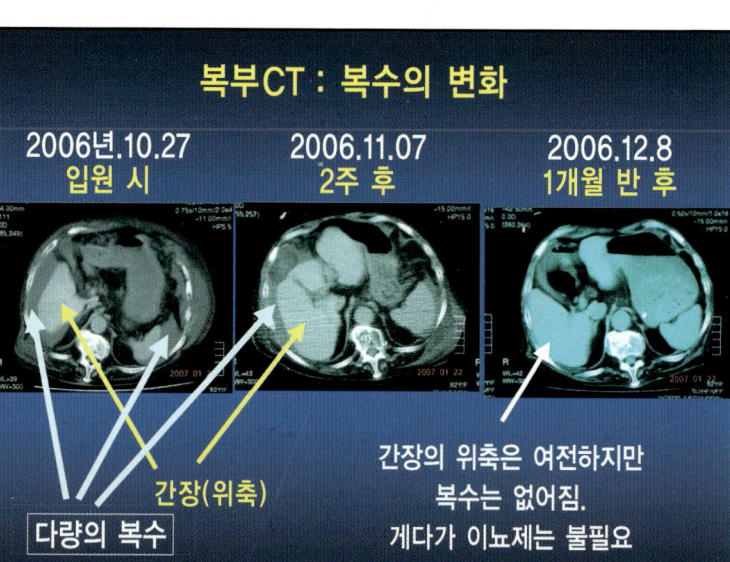

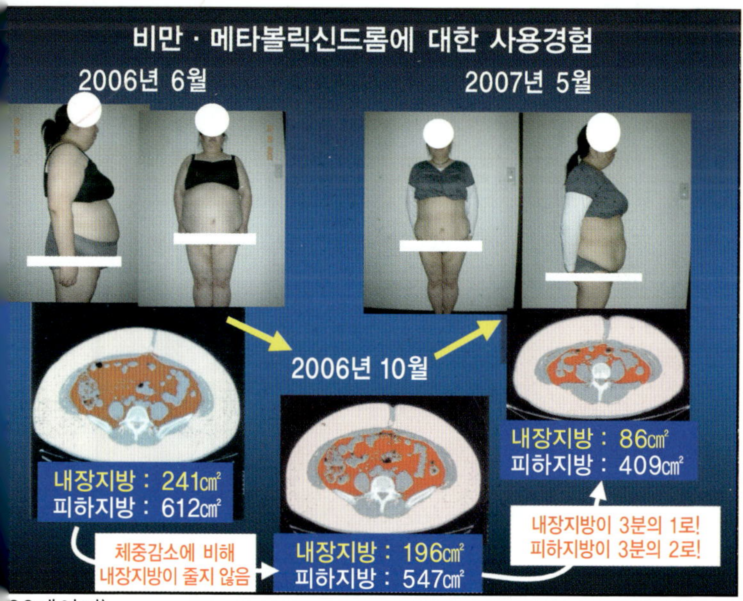

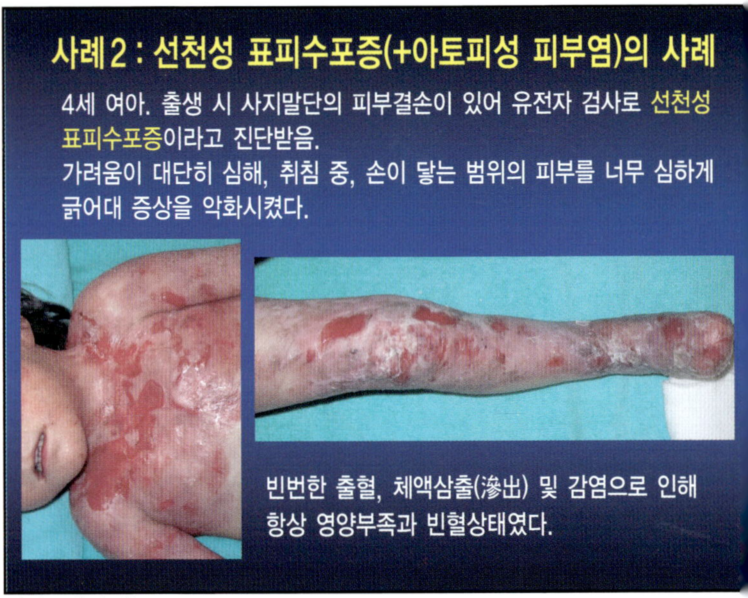

사례 2 : 선천성 표피수포증(+아토피성 피부염)의 사례
4세 여아. 출생 시 사지말단의 피부결손이 있어 유전자 검사로 선천성 표피수포증이라고 진단받음.
가려움이 대단히 심해, 취침 중, 손이 닿는 범위의 피부를 너무 심하게 긁어대 증상을 악화시켰다.
빈번한 출혈, 체액삼출(滲出) 및 감염으로 인해 항상 영양부족과 빈혈상태였다.

〈135페이지〉

06' 11
07' 02
07' 03
07' 04
07' 05

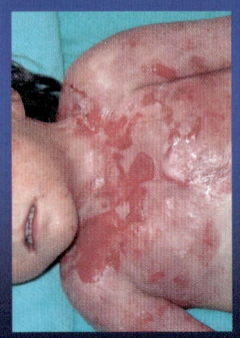

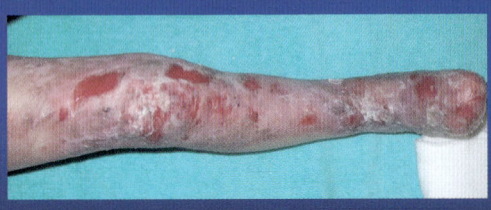

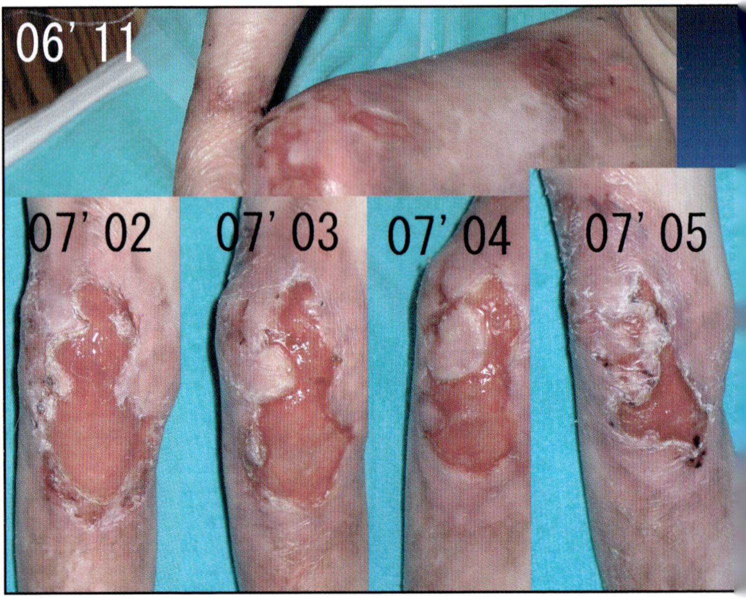

〈137페이지〉